# Fundamentos e Práticas em
# FONOAUDIOLOGIA

Thieme Revinter

## Andréa de Melo Cesar
Fonoaudióloga
Especialização em Motricidade Orofacial pelo CEFAC
Especialização em Psicopedagogia Clínica e Institucional pela FUMEC
MBA em Alfabetização e Letramento pela Faculdade Católica de São Paulo
Aprimoramento em Neuropsicologia e Neurociências na Prática Clínica pela Universidade Federal de Minas Gerais (UFMG)
Mestranda em Psicologia Infantil e do Adolescente, Espanha
Aprimoramento em Neuropsicologia e Neurociências pela UFMG
Aprimoramento Cérebro e Aprendizagem pelo Neda-Brain
Aprimoramento em Análise do Comportamento Aplicada (ABA) pela AMR
Atualização em Psicologia – Yale EUA
Atualização em ADHD/TDAH pela State University of New York
Atualização em *Good Practice in Dyslexia and Literacy* pela British Dyslexia
Atualização em Transtornos Psicoemocionais na Infância e Adolescência no Albert Einstein Instituto Israelita de Ensino e Pesquisa
Capacitação em Transtorno de Aprendizagem pelo CEAP
Capacitação em Avaliação e Reabilitação Neuropsicológica no TDAH pelo CEAP
Formação em Auriculoacupuntura e Drenagem Linfática pelo IMAM
Formação em *Coaching, Mentoring e Adviser* – Holus
Fonoaudióloga Clínica e da Rede SUS de Belo Horizonte
Fonoaudióloga idealizadora do AlfaSons – Alfabetização Criativa!

## Meline Duarte Lima
Fonoaudióloga
Especialista em Motricidade Orofacial pelo CEFAC
Aprimoramento em Neuropsicologia e Neurociências na Prática Clínica pela Universidade Federal de Minas Gerais (UFMG)
Mestranda em Psicologia Infantil e do Adolescente, Espanha
Capacitação em Transtorno de Aprendizagem pelo CEAP
Aprimoramento Cérebro e Aprendizagem pelo Neda-Brain
Aprimoramento em Análise do Comportamento Aplicada (ABA) pela AMR
Atualização em *Learning How to Learn* pela California University San Diego
Atualização em *Good Practice in Dyslexia and Literacy* pela British Dyslexia
Atualização em Transtornos Psicoemocionais na infância e adolescência no Albert Einstein Instituto Israelita de Ensino e Pesquisa
Atualização em PNL na Prática pelo Instituto SSL
Formação em *Practitioner* em PNL pelo Instituto Tera
Fonoaudióloga Clínica e da rede SUS de Belo Horizonte
Fonoaudióloga idealizadora do AlfaSons – Alfabetização Criativa!

# Fundamentos e Práticas em
# FONOAUDIOLOGIA

Volume 3

Andréa de Melo Cesar
Meline Duarte Lima

Thieme
Rio de Janeiro • Stuttgart • New York • Delhi

**Dados Internacionais de Catalogação na Publicação (CIP)**

C421f

    Cesar, Andréa de Melo
    Fundamentos e Práticas em Fonoaudiologia/Andréa de Melo Cesar & Meline Duarte Lima – 1. Ed. – Rio de Janeiro – RJ: Thieme Revinter Publicações, 2021.

    136 p.: il; 16 x 23 cm; (v. 3)
    Inclui Índice Remissivo e Bibliografia.
    ISBN    978-65-5572-031-0
    eISBN 978-65-5572-032-7

    1. Fonoaudiologia. 2. Fonoaudiologia Prática. I. Lima, Meline Duarte. II. Título.

                              CDD: 616.855
                              CDU: 616.89-008.434

**Contato com as autoras:**
alfasons@alfasons.com.br

© 2021 Thieme. Todos os direitos reservados.

Thieme Revinter Publicações
Rua do Matoso, 170
Rio de Janeiro, RJ
CEP 20270-135, Brazil
http://www.ThiemeRevinter.com.br

Thieme USA
http://www.thieme.com

Capa: © Thieme
Imagem da Capa: capa feita usando a imagem a seguir:
abstract-classic-blue © Freepik/br.freepik.com

Impresso no Brasil por Forma Certa Gráfica Digital Ltda.
5 4 3 2 1
ISBN 978-65-5572-031-0

Também disponível como eBook:
eISBN 978-65-5572-032-7

**Nota:** O conhecimento médico está em constante evolução. À medida que a pesquisa e a experiência clínica ampliam o nosso saber, pode ser necessário alterar os métodos de tratamento e medicação. Os autores e editores deste material consultaram fontes tidas como confiáveis, a fim de fornecer informações completas e de acordo com os padrões aceitos no momento da publicação. No entanto, em vista da possibilidade de erro humano por parte dos autores, dos editores ou da casa editorial que traz à luz este trabalho, ou ainda de alterações no conhecimento médico, nem os autores, nem os editores, nem a casa editorial, nem qualquer outra parte que se tenha envolvido na elaboração deste material garantem que as informações aqui contidas sejam totalmente precisas ou completas; tampouco se responsabilizam por quaisquer erros ou omissões ou pelos resultados obtidos em consequência do uso de tais informações. É aconselhável que os leitores confirmem em outras fontes as informações aqui contidas. Sugere-se, por exemplo, que verifiquem a bula de cada medicamento que pretendam administrar, a fim de certificar-se de que as informações contidas nesta publicação são precisas e de que não houve mudanças na dose recomendada ou nas contraindicações. Esta recomendação é especialmente importante no caso de medicamentos novos ou pouco utilizados. Alguns dos nomes de produtos, patentes e design a que nos referimos neste livro são, na verdade, marcas registradas ou nomes protegidos pela legislação referente à propriedade intelectual, ainda que nem sempre o texto faça menção específica a esse fato. Portanto, a ocorrência de um nome sem a designação de sua propriedade não deve ser interpretada como uma indicação, por parte da editora, de que ele se encontra em domínio público.

Todos os direitos reservados. Nenhuma parte desta publicação poderá ser reproduzida ou transmitida por nenhum meio, impresso, eletrônico ou mecânico, incluindo fotocópia, gravação ou qualquer outro tipo de sistema de armazenamento e transmissão de informação, sem prévia autorização por escrito.

# AGRADECIMENTOS

Nossos agradecimentos são dedicados aos colaboradores, que gentilmente partilharam seus conhecimentos para a realização desta obra.
Estendemos nossa gratidão a Deus, familiares e amigos pelo apoio e incentivo.

# APRESENTAÇÃO

Dando continuidade aos volumes I e II do livro *Fundamentos e Práticas em Fonoaudiologia*, o terceiro volume mantém a proposta de trazer ao leitor temas contemporâneos e com caráter prático dentro das áreas de atuação do fonoaudiólogo.

Almejamos fomentar discussões, estudos e pesquisas para que a Fonoaudiologia alcance crescimento em qualificação e evidências.

O conteúdo desta obra foi elaborado por especialistas, mestres e doutores, que abordam os temas de forma enriquecedora, agregando conhecimentos valiosos para a clínica fonoaudiológica.

# COLABORADORES

**ALINE CARVALHO CAMPANHA**
Fonoaudióloga
Coordenadora da Equipe CEFE
Especialização em Distúrbios da Comunicação Humana pela Universidade Federal de São Paulo (USP)
Mestrado em Ciências pela USP
Aprimoramento em Fonoaudiologia Neurolinguística pela USP
Certificada pelo Método Lee Silverman Voice Therapy de Aprimoramento em Voz pelo CEV, SP
Pesquisadora do Ambulatório de Neurologia Cognitiva e do Comportamento do Hospital das Clínicas da Universidade Federal de Minas Gerais (ANCC/HCUFMG)
Atuação em Distúrbios da Fala, Linguagem, Cognição e Deglutição em Neurologia

**ANDREA R. CORREA MOUTRAN**
Psicóloga
Especialização em Neuropsicologia pelo IPAF
Especialização em Reabilitação Aplicada à Neurologia Infantil pela Universidade Estadual de Campinas (Unicamp)
Pós-Graduanda em Terapia Cognitivo Comportamental pelo Centro de Terapia Cognitiva Veda

**CAMILA ALEXANDRA VILAÇA RAMOS**
Fonoaudióloga
Consultora em Aleitamento Materno e Alimentação Complementar
Especialização em Saúde Materno Infantil
Mestrado em Bioengenharia pela Universidade Federal de Minas Gerais (UFMG)
Aperfeiçoamento em Distúrbios de Comunicação e Desenvolvimento Infantil
Aperfeiçoamento em Dificuldades Alimentares

**CAMILA DANTAS MARTINS**
Fonoaudióloga
Consultora em Aleitamento Materno
Especialização em Motricidade Orofacial pelo Conselho Federal de Fonoaudiologia (CFFa)
Especialização em Saúde Materno Infantil
Mestrado em Ciências da Saúde pela Universidade Federal de Minas Gerais (UFMG)
Doutoranda em Ciências Fonoaudiológicas pela UFMG

**CÍNTHIA COIMBRA DE AZEVEDO**
Fonoaudióloga
Especialização em Síndrome de Down
Formação no Método PROMPT (Nível I) pelo The Prompt Institute – EUA
Autora do Método MultiGestos – Treino para Apraxia de Fala na Infância

**CLAUDIUS DE MELO CESAR**
Fisioterapeuta
Especialização em Acupuntura pelo Instituto IMAM
Formação em Reflexologia Podal pelo Instituto IMAM
Formação em Tui-na pelo Instituto IMAM
Formação em Terapia das Pedras Quentes pelo Instituto IMAM
Formação em *Shiatsu* pelo Instituto IMAM

**DANIELLE BRITO-RODRIGUES**
Fonoaudióloga da PaliCare Cuidado Integral
Doutoranda em Saúde, Interdisciplinaridade e Reabilitação pela Faculdade de Ciências Médicas da Universidade Estadual de Campinas (FCM-Unicamp)

**FLÁVIA BENEVIDES FOZ**
Fonoaudióloga
Especialização em Linguagem pelo Conselho Federal de Fonoaudiologia (CFFa)
Doutorado em Ciências pela Faculdade de Medicina da Universidade de São Paulo (USP)
Professora do CEFAC Saúde e Educação

**ISABELLA CAROLINA SANTOS BICALHO**
Mestrado em Neurociências pela Universidade Federal de Minas Gerais (UFMG)
Especialização em Disfagia pelo Conselho Federal de Fonoaudiologia (CFFa)
Graduação no Centro Integrado Izabella Hendrix
Certificada pelo Método Lee Silverman Voice Therapy – São Paulo
Formação em Laserterapia, Eletroestimulação Neuromuscular e Bandagem Terapêutica
Fonoaudióloga do Hermes Pardini – Videodeglutograma
Membro da Diretoria e do Departamento de Fonoaudiologia da SOMITI – Sociedade Mineira de Terapia Intensiva

**JULIANA ONOFRE DE LIRA**
Fonoaudióloga
Professora Adjunta do Curso de Fonoaudiologia da Universidade de Brasília (UnB)
Especialização em Gerontologia pela Universidade Federal de São Paulo (Unifesp)
Mestrado em Ciências pela Unifesp
Doutorado em Ciências pela Unifesp

**JUSCELINA KUBITSCHECK DE OLIVEIRA SANTOS**
Fonoaudióloga
Especialização em Audiologia e Voz pelo Conselho Federal de Fonoaudiologia (CFFa)
Mestrado e Doutoranda em Ciências Fonoaudiológicas – Medicina pela Universidade Federal de Minas Gerais (UFMG)
Membro da Sociedade Brasileira de Fonoaudiologia (SBFa)
Articuladora Regional do Departamento de Voz da SBFa
Coordenadora da Pós-graduação em Voz da Faculdade de Ciências Médicas de Minas Gerais (FCMMG)

**LETÍCIA MARIA PAULA DA SILVA**
Fonoaudióloga
Especialização em Fonoaudiologia Educacional e em Motricidade Orofacial
Psicopedagoga com Experiência em Alfabetização de Pessoas com Deficiência
Formação no Método PROMPT (Nível I) pelo The Prompt Institute – EUA
Autora do Método MultiGestos – Treino para Apraxia de Fala na Infância

## COLABORADORES

**LISANDRA R. GARCIA RODOLF**
Pedagoga
Especialista em Psicopedagogia, Neuropedagogia e Psicanálise
Especialista em Ensino da Matemática pela Universidade Estadual de Campinas (Unicamp)
Mestranda em Ensino de Ciências e Matemática pela Unicamp

**LUCIANA ULHÔA**
Graduação em Fonoaudiologia pela Faculdades Metodistas Integradas Izabela Hendrix
Graduação em Fisioterapia pela Universidade Federal de Minas Gerais (UFMG)
Mestrado em Ciência da Reabilitação pela UFMG
Especialização em Gestão Escolar e Coordenação Pedagógica na Pontifícia Universidade Católica de Minas Gerais (PUC Minas)
Atuação como Docente de Cursos de Graduação e Pós-Graduação em Fonoaudiologia
Atuação Clínica na Área de Motricidade Orofacial

**MARILEDA BARICHELLO GUBIANI**
Fonoaudióloga
Pós-Doutoranda em Distúrbios da Comunicação Humana pela Universidade Federal de Santa Maria (UFSM)

**NAJLLA LOPES DE OLIVEIRA BURLE**
Fonoaudióloga
Especialização em Audiologia pelo Conselho Federal de Fonoaudiologia (CFFa)
Mestrado em Ciências Fonoaudiológicas pela Universidade Federal de Minas Gerais (UFMG)
Doutoranda em Ciências Fonoaudiológicas pela UFMG

**PATRÍCIA COTTA MANCINI**
Fonoaudióloga
Aperfeiçoamento em Vestibular Disorders pela Harvard Medical School – EUA
Doutorado em Distúrbios da Comunicação Humana pela Universidade Federal de São Paulo (Unifesp)
Professor-Associado do Departamento de Fonoaudiologia da Universidade Federal de Minas Gerais (UFMG)

**REGINA YU SHON CHUN**
Docente do Programa de Pós-Graduação em Saúde, Interdisciplinaridade e Reabilitação do Departamento de Desenvolvimento Humano e Reabilitação da Faculdade de Ciências Médicas da Universidade Estadual de Campinas (FCM-Unicamp)

**RITA DE CÁSSIA DUARTE LEITE**
Fonoaudióloga
Doutorado em Psicologia do Desenvolvimento pela Universidade Federal de Minas Gerais (UFMG)
Mestrado em Ciências da Saúde: Saúde da Criança e Adolescente pela UFMG
Especialização em Linguagem pelo CEFAC

**VINÍCIUS SOARES GARCIA**
Médico
Mestrando em Ciências Fonoaudiológicas pela Universidade Federal de Minas Gerais (UFMG)

# SUMÁRIO

1. **TRANSTORNO FONOLÓGICO – PROCESSOS ENVOLVIDOS NA INTERVENÇÃO** ............. 1
   Rita de Cássia Duarte Leite

2. **INTERVENÇÃO FONOAUDIOLÓGICA NOS TRANSTORNOS DO NEURODESENVOLVIMENTO: DISLEXIA, DISCALCULIA E TDAH – ABORDAGEM MULTIDISCIPLINAR** .................................................................. 7
   Flávia Benevides Foz ▪ Andrea R. Correa Moutran
   Lisandra R. Garcia Rodolf

3. **INSTRUMENTO PARA IDENTIFICAÇÃO PRECOCE DE ATRASO DA LINGUAGEM NA ATENÇÃO PRIMÁRIA DE SAÚDE** ........................................................................... 17
   Andréa de Melo Cesar ▪ Meline Duarte Lima

4. **APRAXIA DE FALA NA INFÂNCIA – MODELO MULTISSENSORIAL PARA TRATAMENTO** .. 23
   Letícia Maria Paula da Silva ▪ Cínthia Coimbra de Azevedo ▪ Marileda Barichello Gubiani

5. **INTERVENÇÃO FONOAUDIOLÓGICA NA AFASIA** ........................................................... 31
   Aline Carvalho Campanha ▪ Juliana Onofre de Lira

6. **TRATAMENTO EM MOTRICIDADE OROFACIAL – PRESCRIÇÃO DE EXERCÍCIOS CONFORME OS PRINCÍPIOS DO TREINAMENTO MUSCULAR** ........................................ 41
   Luciana Ulhôa

7. **FONOAUDIOLOGIA E AMAMENTAÇÃO** ........................................................................... 49
   Camila Dantas Martins ▪ Camila Alexandra Vilaça Ramos

8. **APLICAÇÕES DA ELETROESTIMULAÇÃO E FOTOBIOMODULAÇÃO – LASERTERAPIA NA PRÁTICA CLÍNICA FONOAUDIOLÓGICA** ........................................ 57
   Juscelina Kubitscheck de Oliveira Santos

9. **DISFAGIA NEUROGÊNICA: AVALIAÇÃO E REABILITAÇÃO** ............................................ 65
   Isabella Carolina Santos Bicalho ▪ Aline Carvalho Campanha

10. **REABILITAÇÃO VESTIBULAR** ........................................................................................... 75
    Patrícia Cotta Mancini ▪ Najlla Lopes de Oliveira Burle ▪ Vinícius Soares Garcia

11. **CUIDADOS PALIATIVOS – CONTRIBUIÇÃO DA FONOAUDIOLOGIA** ............................ 93
    Danielle Brito-Rodrigues ▪ Regina Yu Shon Chun

12. **PRÁTICAS INTEGRATIVAS E COMPLEMENTARES EM SAÚDE (PICS)** ........................ 101
    Andréa de Melo Cesar ▪ Claudius de Melo Cesar

**ÍNDICE REMISSIVO** ................................................................................................................. 113

# Fundamentos e Práticas em
# FONOAUDIOLOGIA

Thieme Revinter

# TRANSTORNO FONOLÓGICO – PROCESSOS ENVOLVIDOS NA INTERVENÇÃO

**CAPÍTULO 1**

Rita de Cássia Duarte Leite

## BREVE REVISÃO TEÓRICA

A aquisição fonológica implica na realização dos sons que fazem parte do inventário fonético da língua e o emprego adequado dos fonemas, tanto no que diz respeito ao valor contrastivo, à distribuição e organização, bem como nas regras de funcionamento, para formarem unidade maiores: sílabas e palavras.[1,2]

O desenvolvimento fonológico é um processo gradativo, não linear e com variações individuais. Inicia-se na vida intrauterina (pauta rítmica e entonacional) e estrutura-se até cinco anos, aproximadamente. Por volta de 12 meses, ocorre um conflito entre o sistema fonológico do adulto-alvo e as limitações na produção dos fonemas da criança. Para resolver tal conflito, estratégias são utilizadas pelas crianças, para aproximarem-se da produção do sistema-alvo, por meio dos processos de simplificação fonológica, no nível segmental (fonemas) e no nível silábico, o que envolve simplificar estruturas silábicas, valer-se de um inventário fonético e um sistema fonológico limitado, reduzir movimentos articulatórios.[3,4]

De acordo com Teixeira, os processos de simplificação fonológica podem ser divididos cronologicamente, conforme Figura 1-1.[5]

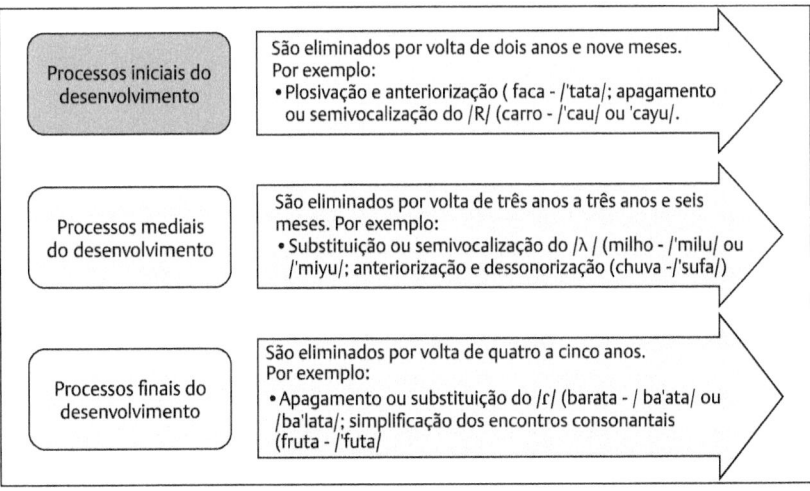

**Fig. 1-1.** Idade esperada para eliminação dos processos de simplificação fonológica.

A autora, ainda reforça que, os processos de simplificação fonológica, persistentes, ou seja, aqueles que permanecem além da idade que deveriam ser eliminados, são os processos fonológicos presentes na fala com desvios. Na fala com desvios, também pode ocorrer processos fonológicos idiossincráticos (incomuns ao desenvolvimento fonológico).

O distúrbio dos sons da fala de origem funcional, ou seja, aquele que não possui causa definida, será o foco deste capítulo. Os demais distúrbios dos sons da fala, como os de origem orgânica, classificados pela ASHA,[6] que resultam de causa neurológica, tanto no aspecto de execução (p. ex., disartria), quanto de planejamento (p. ex., apraxia), causa estrutural (p. ex., anomalias craniofaciais ou frênulo da língua com inserção anteriorizada) e causa sensorial (p. ex., perda auditiva), não serão aqui contemplados. A terminologia utilizada para referir-se ao distúrbio dos sons da fala de origem funcional será Transtorno Fonológico (TF).

Segundo Mota, Athayde, Mezzomo;[7] Raitano et al.,[8] o TF é uma alteração de fala, caracterizada pelo uso inadequado dos fonemas e das regras fonológicas quanto à distribuição do som e da sílaba. Para Peterson et al.,[9] apenas o aspecto linguístico, no nível fonológico, estará comprometido, pois o modo como a informação sonora é armazenada e acessada no léxico mental sofre alteração.

Assim, a dificuldade em utilizar as regras do sistema fonológico levará a criança a acometer substituições, omissões, inserções ou reordenação dos fonemas. A utilização inadequada dessas regras comprometerá a fala, tornando a ininteligível, desde a grau leve de inteligibilidade à grau severo.[1,10]

Chama-se atenção para o fato de que a fala de crianças com TF apresentam inventário fonético restrito e sistema fonológico simplificado. Distinguir contrates entre os fonemas produzidos de forma inadequada, torna-se uma tarefa difícil.[10]

Estudos internacionais indicam que a prevalência dos distúrbios da comunicação em crianças de três a dez anos é de 48,1%, já na idade entre 11 e 17 anos, 2,4% apresentam apenas alterações de fala. Sendo que os erros de fala residuais ou persistentes em crianças mais velhas e adultos é em torno de 1 a 2%.[6] No Brasil, um estudo de prevalência realizado no Rio Grande do Sul, estima que 15,4% de crianças entre três e oito anos e 11 meses apresentam TF.[11] As mesmas autoras relatam que resultados desfavoráveis no processo de alfabetização têm sido associados às habilidades insuficientes de produção dos sons da fala na Educação Infantil; bem como, as chances de alterações específicas na leitura aumentam em crianças com histórico de TF. Segundo Wertzner, Pulga, Pagan-Neves et al.,[12] as alterações de fala encontradas no TF interferem diretamente na comunicação social, no rendimento escolar e profissional.

Apesar de o TF ainda não ter causa definida, alguns fatores aumentam o risco de surgimento do mesmo, sendo: ser do gênero masculino aumenta a chance do TF (proporção que varia de 1,5:1,0 a 1,8:1,0); ocorrência de otite média com episódios de repetição e com efusão; infecções de vias aéreas superiores; história familiar (queixas de familiares com transtornos de linguagem e de fala); fatores pré e perinatais, como estresse ou infecções maternas; complicações durante o parto; prematuridade e baixo peso;[3,4,13,14]

A literatura apresenta que o TF pode estar associado a prejuízos no processamento fonológico, levando a fracas habilidades em memória operacional fonológica e em consciência fonológica.[9] Desse modo, essas habilidades devem ser contempladas na avaliação e, se necessário, na intervenção. É comum, as crianças com TF, em idade escolar, demonstrarem dificuldades na escrita, relacionadas aos erros que produzem na fala.[8,15] Área que também deve ser contemplada na avaliação e, se necessário, na intervenção.

## INTERVENÇÃO

A intervenção só poderá ser realizada após uma avaliação minuciosa do sistema fonológico, abordando o aspecto fonético (capacidade de articulação dos sons da fala) e o aspecto fonológico, para que seja compreendida a forma de emprego do fonema, considerando o valor contrastivo. Além de identificar os fonemas estimuláveis, ou seja, aqueles que são produzidos a partir do modelo e constatar as condições anatômicas e funcionais das estruturas orofaciais.[16] Não se esquecendo de verificar a audição e o processamento auditivo (caso a criança tenha idade para tal investigação).

Segundo Randolph,[17] como o TF tem bases cognitivo-linguísticas, as abordagens tradicionais de intervenção, com foco no som isolado, inicialmente, para depois inseri-lo em palavras, frases e fala espontânea são contraindicadas. A reorganização do sistema fonológico deve acontecer com foco nos padrões dos sons da fala, buscando adequar o traço distintivo que modifica o fonema, para que a generalização ocorra para outros fonemas, palavras, frases e fala espontânea. Assim, a intervenção deve centrar-se nas classes de sons que sofrem o processo fonológico. As estratégias terapêuticas devem, também, considerar o valor significativo (comunicativo) do fonema na palavra.[18,19] Sintetizando, a intervenção deve facilitar a reorganização cognitiva do sistema fonológico da criança e as unidades linguísticas no tratamento são os contrastes, os traços distintivos e os processos fonológicos.

De acordo com Wiethan; Mota;[20] Dodd; Bradford,[21] diversos métodos de intervenção podem ser selecionados para o tratamento do TF. Pode-se citar, por exemplo, métodos baseados em processos fonológicos: ciclos modificados; ou métodos baseados na consciência metalinguística: Metaphon, ou ainda, métodos com base no contraste dos sons da fala: pares mínimos ou oposições máximas.[20,22] Neste capítulo não se pretende centrar em nenhum dos métodos; mas sim, em aspectos relevantes na intervenção do TF, independente, do método utilizado.

Ao realizar o planejamento da intervenção em casos de TF, determinar os estímulos-alvos que serão trabalhados nas sessões para facilitar a mudança do sistema fonológico é de suma importância. Assim, para começar, deve-se estabelecer a hierarquia em que os processos fonológicos serão eliminados; para tal, alguns critérios podem ser considerados, como escolher os que mais interferem na inteligibilidade da fala, os menos estáveis ou os mais comuns em crianças pequenas.[19] A prática clínica mostrou que, na maioria das vezes, utilizar o último critério citado para organizar a hierarquia em que os processos fonológicos serão trabalhados; ou seja, organizar os processos fonológicos seguindo a ordem de eliminação no processo de desenvolvimento fonológico típico, como citado na Figura 1-1, é uma alternativa eficiente.

Para cada processo fonológico selecionado, devem-se selecionar os sons-alvo a serem estimulados dentro da classe de sons que sofre o processo. Três aspectos são fundamentais:

1. Selecionar o som-alvo que faça parte do repertório fonético da criança;
2. Caso os sons-alvo alterados no processo fonológico não façam parte do inventário fonético da criança, selecionar aqueles mais estimuláveis; ou seja, aqueles que a criança produziu após o modelo.[6,7] Rvachew e Nowak,[23] encontraram diferenças na taxa de progresso e generalização do fonema-alvo, quando os sons estimuláveis foram selecionados para intervenção em detrimento dos não estimuláveis.
3. Seguir a ordem de aquisição fonológica, selecionando os fonemas adquiridos mais cedo.

Após a seleção dos sons-alvo, devem-se selecionar as palavras-alvo em que os sons-alvo estarão presentes. O inventário fonético e silábico, apurado na avaliação, deverá ser utilizado para selecionar as palavras-alvo, pois estas não deverão conter outros fonemas ou outras estruturas silábicas alteradas, além do som-alvo a ser estimulado.[7] Por exemplo, se o som-alvo a ser desenvolvido dentro do processo fonológico for o /ʃ/, apenas ele deve aparecer nas palavras alvo, seriam boas escolhas: **chave**, **chuva**, **chinelo** e outras, caso os fonemas /v/, /n/ e /l/ façam parte do inventário fonético. Mas, as palavras **xerife** e **xícara**, por exemplo, não seriam indicadas, se o fonema /r/ não fizer parte do inventário fonético. Outro aspecto a ser observado é o valor comunicativo da palavra; por exemplo, **xale** poderia ser uma boa palavra-alvo, pensando no inventário fonético e silábico, mas poderia não ter valor significativo para a criança, como a palavra **chinelo**, com grande valor comunicativo, por ser, geralmente, parte do vestuário diário da criança.

Para a ASHA,[6] as estratégias para a eliminação do processo fonológico selecionado pode acontecer com a prática intensa em um ou dois sons-alvo, até que se atinja um critério específico de uso dos sons-alvo, por exemplo, nomeação correta de figuras com as palavras-alvo, como é visto na abordagem do Modelo de Ciclos Modificados, fortemente utilizado no Brasil. Ou, pode-se centrar nos traços distintivos que levam à alteração de uma classe de sons, como o traço contínuo, que interfere na produção das fricativas. Nesse caso, todos os sons-alvo da classe alterada serão utilizados nas estratégias de intervenção, como acontece na abordagem Metaphon.

A estratégias descritas são fundamentais para resultados terapêuticos positivos. Muitas vezes, utilizar materiais prontos seja mais prático. Mas, pode-se não alcançar os objetivos estabelecidos. Então, investir na construção de objetivos terapêuticos e dos materiais a serem utilizados nas sessões, considerando os aspectos discutidos neste capítulo, poderá ser vantajoso.

## REFERÊNCIAS BIBLIOGRÁFICAS

1. Matzenauer CLB. Bases para o Entendimento da Aquisição Fonológica. In: Lamprecht, Regina Ritter (org). Aquisição Fonológica do Português: Perfil de Desenvolvimento e Subsídios para terapia. Porto Alegre: Artmed; 2004:33-58.
2. Vick JC, Campbell TF, Shriberg LD, Green JR, Abdi H, Rusiewicz LH, et al. Distinct developmental profiles in typical speech acquisition. J Neurophysiol. 2012;107(10):2885-900.
3. Corrêa CC, Cavalheiro MG. Desenvolvimento Fonológico Típico e Transtorno Fonológico. In: Giannecchini T, Maximino LP. (orgs.). Programa de Intervenção Práxico-produtivo para indivíduos com Transtorno Fonológico. Ribeirão Preto: Book Toy. 2018:17-33.
4. Gubiani MB, Carli CM, Keske-Soares M. Desvio Fonológico e Alterações Práxicas Orofaciais e do Sistema Estomatognático. Rev CEFAC. São Paulo. 2015;17(1):134-142.
5. Teixeira ER. Os Processos de Simplificação Fonológica na Descrição do Desenvolvimento de Crianças Falantes do Português em Situações Aquisicionais Típicas e Atípicas. Rev Prolíngua. 2016;10(1):79-92.
6. American Speech-Language-Hearing Association – ASHA. Overview. Speech Sound Disorders – Articulation and Phonology. [Acesso em 10 set 2019]. Disponível em https://www.asha.org/PRPS pecificTopic.aspx?folderid=8589935321&section=Overview.
7. Mota HB, Athayde ML, Mezzomo CL. O acesso ao léxico em criança com desenvolvimento fonológico normal e desviante. Letras de Hoje. Porto Alegre. 2008;43(3):54-60.
8. Raitano NA, Pennington BF, Tunick RA, Boada R, Shriberg LD. Pre-literacy skills of subgroups of children with speech sound disorders. J Child Psychol Psychiatry. 2004;45(4):821-835.
9. Peterson RL, Pennington BF, Shriberg LD, Boada R. What influences literacy outcome in children with speech sound disorder? J Speech Lang Hear Res. 2009;52(5):1175-88.

10. Giacchini V, Mota HB, Mezzomo CL. Diferentes modelos de terapia fonoaudiológica nos casos de simplificação do onset complexo com alongamento compensatório. Rev CEFAC. 2011;13(1):57-64.
11. Ceron MI, Gubiani MB, Oliveira CR, Keske-Soares M. Ocorrência do desvio fonológico e de processos fonológicos em aquisição fonológica típica e atípica. CoDAS. 2017;29(3):1-9.
12. Wertzner HF, Pulga MJ, Pagan-Neves L O. Habilidades metafonológicas em crianças com transtorno fonológico: a interferência da idade e da gravidade. Audiol Commun Res. 2014;19(3):243-251.
13. Shriberg LD. Diagnostic markers for child speech-sound disorders: introductory comments. Clin Linguist Phon. 2009;17:501-505.
14. Wertzner HF, Amaro L, Galea DES. Características fonológicas de crianças com transtorno fonológico com e sem histórico de otite média. Rev Soc Bras Fonoaudiol. 2007;12(1):41-47.
15. Mota HB. Fonologia: Intervenção. In.: Fernandes FDM, Mendes BCA, Navas ALPGP. Tratado de Fonoaudiologia. 2. ed. Sociedade Brasileira de Fonoaudiologia, Roca. 2010:291-313.
16. Brancalioni AR, Keske-Soares M. Efeito do tratamento do desvio fonológico pelo modelo de estratos por estimulabilidade e complexidade dos segmentos com software de intervenção para fala (SIFALA). Rev CEFAC. 2016;18(1):298-308.
17. Randolph CC. Overview of Phonological Disorders: The Language-Based Speech Sound Disorder. J Phonet Audiol. 2017;3(1).
18. Lousada M, Jesus lMT, Capelas S, Margaça C, Simões D, Valente A, et al. Phonological and articulation treatment approaches in Portuguese children with speech and language impairments: a randomized controlled intervention study. Int J Lang Commun Disord. 2013;48(2):172-187.
19. Wertzner HF. Fonologia: Desenvolvimento e Alterações. In: Ferreira, et al. (orgs). Tratado de Fonoaudiologia. 2. ed. Barueri: Pró-Fono; 2010.
20. Wiethan FM, Mota HB. Propostas terapêuticas para os desvios fonológicos: diferentes soluções para o mesmo problema. Rev CEFAC. 2011;13(3):541-551.
21. Dodd B, Bradford A. A comparison of three therapy methods for children with different types of developmental phonological disorder. Int J Lang Comm Dis. 2000;35(2):189-209.
22. Crosbie S, Holm A, Dodd B. Intervention for children with severe disorder: A comparison of two approaches. Int J Lang Comm Dis. 2005;40(4):467-491.
23. Rvachew S, Nowak M. The effect of target-selection strategy on phonological learning. J Speech Lang Hear Res. 2001;44(3):610-623.

# INTERVENÇÃO FONOAUDIOLÓGICA NOS TRANSTORNOS DO NEURODESENVOLVIMENTO: DISLEXIA, DISCALCULIA E TDAH – ABORDAGEM MULTIDISCIPLINAR

Flávia Benevides Foz ▪ Andrea R. Correa Moutran
Lisandra R. Garcia Rodolf

## INTRODUÇÃO

Na intervenção dos transtornos de aprendizagem é importante destacar que a abordagem multidisciplinar está implícita, pois, por definição, a hipótese diagnóstica é levantada a partir da avaliação específica de várias áreas correlatas.[1,2] A equipe multidisciplinar deve envolver o fonoaudiólogo, o psicólogo, o psicopedagogo, o neurologista, podendo, ainda, demandar profissionais de outras áreas, como o terapeuta ocupacional, o psiquiatra, entre outros.

Nessa perspectiva, a intervenção também será conduzida por uma equipe multidisciplinar, com especialistas, conforme a necessidade do avaliado. O objetivo deste capítulo será apresentar os pontos de intersecção com a psicologia, a neuropsicologia e a psicopedagogia, importantes e indispensáveis para a intervenção fonoaudiológica nos transtornos específicos de aprendizagem e as suas comorbidades. A integração dessas áreas auxilia o diagnóstico e define a intervenção, agregando olhares e saberes que fundamentam a prática.

## DEFINIÇÕES E CRITÉRIOS DIAGNÓSTICOS

As referências de diagnóstico não devem se limitar a uma única fonte, pois podem apresentar reduções ou especificações diferenciadas dos critérios relacionados aos transtornos específicos da aprendizagem, considerados um grupo de condições nos quais existe discrepância entre o desempenho escolar em um ou mais domínios acadêmicos e a habilidade cognitiva geral do indivíduo,[3] implicando no diagnóstico e na intervenção dos especialistas.

A última versão do *Manual Diagnóstico e Estatístico de Transtornos Mentais*, de 2013 – DSM 5ª edição,[4] traz atualizações quanto à classificação, aos critérios diagnósticos, ao diagnóstico diferencial, às possíveis comorbidades, à frequência, aos fatores hereditários, entre outros. Os transtornos específicos de leitura, de escrita e matemática, bem como o transtorno de déficit de atenção e hiperatividade (TDAH) estão classificados dentro dos transtornos do neurodesenvolvimento. Trazem mudanças na terminologia adotada, além da recomendação do emprego do paradigma de resposta à intervenção (RTI), a fim de confirmar a hipótese diagnóstica dos transtornos específicos de aprendizagem (Quadro 2-1).[5]

**Quadro 2-1.** Critérios Diagnósticos dos Transtornos de Aprendizagem considerando o DSM 5 e Transtorno de Déficit de Atenção e Hiperatividade

| | |
|---|---|
| **Transtorno Específico de Aprendizagem com prejuízo na leitura** | ■ Dificuldade de fluência: leitura de palavras de forma imprecisa ou lenta e com esforço<br>■ Dificuldade de Compreensão: dificuldade em compreender o sentido do que é lido |
| **Transtorno Específico de Aprendizagem com prejuízo na escrita** | ■ Dificuldade na ortografia: grafar palavras de forma incorreta, podendo adicionar, omitir ou substituir vogais e consoantes<br>■ Dificuldade na elaboração escrita: comete múltiplos erros de gramática ou de pontuação; emprega organização inadequada de parágrafos e expressão escrita, sem clareza de ideias |
| **Transtorno Específico de Aprendizagem com prejuízo na matemática** | ■ Dificuldade do indivíduo em dominar o senso numérico, os fatos numéricos ou os cálculos<br>■ Raciocínio matemático para ampliar conceitos e solução de problemas |

■ Persistência de sintomas por, pelo menos, seis meses, mesmo após intervenções
■ Habilidades acadêmicas quantitativamente abaixo do esperado para a idade cronológica do indivíduo, confirmado por meio de medida de testes padronizados
■ As dificuldades de aprendizagem iniciam-se durante os anos escolares, mas podem não se manifestar completamente até que as exigências acadêmicas afetadas excedam as capacidades limitadas do indivíduo
■ Devem ser excluídas outras deficiências (intelectual, acuidade visual e auditiva, não corrigidas), outros transtornos mentais ou neurológicos, adversidade psicossocial, instrução educacional inadequada e falta de proficiência na língua de instrução acadêmica

| | |
|---|---|
| **Transtorno Déficit de Atenção e Hiperatividade** | ■ Padrão persistente de sintomas de desatenção e/ou hiperatividade-impulsividade apresentados por, pelo menos, seis meses, observados em, pelo menos, dois ambientes e impactando negativamente no funcionamento social, acadêmico ou profissional<br>■ Os sintomas não ocorrem, exclusivamente, durante o curso de esquizofrenia, outro transtorno psicótico, ou outro transtorno mental, como transtorno do humor, ansiedade, personalidade ou abstinência de substância<br>■ A presença dos sintomas, antes considerada significativa até os sete anos, foi ampliada para os doze anos |

## INTERSECÇÕES DISCIPLINARES NAS AVALIAÇÕES

A avaliação começa na anamnese, contemplando queixa, história pregressa individual e familiar, dados do pré, peri e pós-natal, detalhamento do desenvolvimento da linguagem, neuropsicomotor, emocional e de aprendizagem.

Nesse primeiro contato, salienta-se a importância de ouvir e de analisar as queixas vindas da família. Em alguns casos, são precisas e compatíveis com o quadro, observado durante a avaliação; em outras situações, apenas é replicada a queixa da escola, ou observações não condizentes com a realidade. Na devolutiva, essas questões devem ser retomadas, para significar o objetivo da intervenção.

Cada uma das avaliações específicas é essencial para a definição das prioridades terapêuticas, bem como o estabelecimento dos objetivos das intervenções. Devem priorizar o uso de instrumentos de boa qualidade psicométrica e testes específicos de cada área, consagrados cientificamente e adaptados para a nossa população, que possam apontar o perfil cognitivo, sinalizando habilidades e dificuldades que o avaliado apresente.[6,7]

As avaliações podem acontecer concomitantemente e, nesses casos, os domínios comuns a serem avaliados devem ser discutidos entre os profissionais, a fim de evitar a replicação do mesmo teste, já que alguns desses podem ser de uso multiprofissional. Caso as avaliações aconteçam em tempos diferentes, os critérios da duplicidade também devem ser observados. O Quadro 2-2 ilustra os domínios analisados nas avaliações de cada especialidade, destacando a presença (+), ausência (-) de alterações, ou a possibilidade de estar ou não presente (+/-) em cada um dos transtornos citados.

**Quadro 2-2.** Domínios Analisados nas Avaliações de Cada Especialidade

| | Domínios cognitivos | Principais sinais dos Transt. Espc. Apdz. | TDAH |
|---|---|---|---|
| **Neuropsicológica** | Atenção | +/– | + |
| | Memória | + | + |
| | Funções Executivas | + | + |
| | Habilidades visuoespaciais/ visuoconstrutivas | + | + |
| | Habilidade de leitura | +/– | +/– |
| | Habilidade de escrita | +/– | +/– |
| | Aspecto comportamental e emocional | +/– | + |
| **Fonoaudiológica** | Leitura | + | +/– |
| | Escrita | + | +/– |
| | Processamento fonológico (consciência fonológica, memória de trabalho fonológica e nomeação automática rápida) | + | +/– |
| | Processamento auditivo | +/– | +/– |
| | Linguagem oral – subsistemas: | | |
| | ▪ Fonológico | + | – |
| | ▪ Semântica | – | – |
| | ▪ Morfossintático | +/– | – |
| | ▪ Pragmático | – | +/– |
| **Psicopedagógica** | Rendimento acadêmico | + | + |
| | Habilidade de leitura | +/– | +/– |
| | Habilidade de escrita | +/– | +/– |
| | Matemática | +/– | +/– |

+ = Sintomas presentes; – = sintomas ausentes; +/– = sintomas podem ou não estarem presentes.

## PRINCÍPIOS BÁSICOS NA INTERVENÇÃO

Como princípios básicos, algumas condutas devem permear as intervenções. Destacam-se a importância da valorização do indivíduo, o envolvimento da família, da escola e da equipe, além de intervenção balanceada.

O respeito às características individuais e à história de vida, independentes dos achados diagnósticos comuns, significa valorizar o indivíduo na sua singularidade. Nesse sentido, compartilhar a avaliação, sinalizando suas dificuldades e ressaltando habilidades, psicoeducando-o para intervenção, refletirá na melhora da sua qualidade de vida.[8,9]

Outra característica importante na intervenção é apresentar e discutir os objetivos a curto, a médio e a longo prazo com o indivíduo, valorizando seu papel ativo e favorecendo maior engajamento e motivação nesse processo fundamental para boa *performance* e prognóstico (Fig. 2-1).[10,11] Além disso, no dia a dia do atendimento, são estabelecidas metas possíveis de serem alcançadas, de acordo com o desenvolvimento observado e destacadas, neste contexto. Justificar as atividades, relacioná-las e pontuar todos os objetivos alcançados na sessão, além de motivá-lo, dará sentido ao esforço e contribuirá para a melhora da autoestima.

## INTERVENÇÃO FONOAUDIOLÓGICA

A intervenção deve ser planejada a partir dos dados colhidos na avaliação e na análise clínica realizada. O planejamento, além de estabelecer os objetivos, deve respeitar as etapas de aquisição e de desenvolvimento, priorizando o que fará maior diferença no dia a dia do indivíduo. Sendo assim, no que diz respeito aos transtornos específicos de leitura, deve-se caracterizar o tipo de leitor de acordo com os prejuízos evidenciados: velocidade, acurácia (precisão), prosódia e/ou compreensão. Da mesma forma, quando há alterações na escrita, observa-se: precisão na ortografia, na gramática, na pontuação e/ou clareza ou na organização da expressão escrita.

A Figura 2-2, representando a *Simple View of Reading*,[12] ilustra a interseção de dois eixos, relacionando o processo de leitura desde a decodificação até a compreensão do que foi lido. O eixo horizontal refere-se às habilidades que levarão à decodificação da palavra: consciência fonológica, conhecimento da letra impressa, associação entre fonema e grafema e conhecimento lexical. Indica o processo de leitura, desde a rota fonológica – decodificadora/simbólica, até a rota lexical – associativa, de fechamento visual rápido. No eixo vertical, estão representadas as habilidades de linguagem, como o semântico-lexical e o morfossintático, associados ao desenvolvimento linguístico e à compreensão,[12] considerando a variação entre uma habilidade de linguagem mais empobrecida para uma mais eficiente.

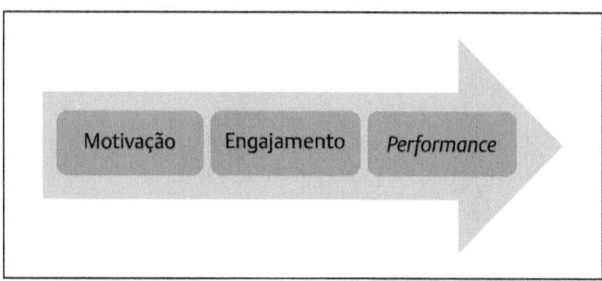

**Fig. 2-1.** Fluxograma motivacional.

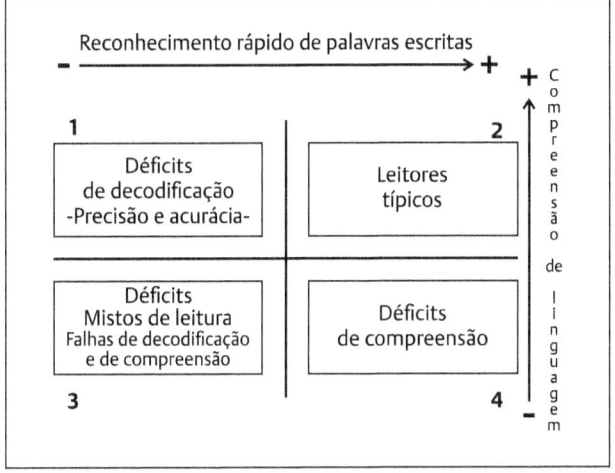

**Fig. 2-2.** Adaptação da *Simple View of Reading*, caracterizando os tipos de leitores.

A análise do quadro permite também caracterizar, de forma objetiva, os diferentes tipos de leitores:

A) Com boa habilidade de linguagem, mas com dificuldade na decodificação. Podem ser classificados como transtorno específico de leitura, com prejuízo na precisão e na velocidade de leitura;
B) Com boa habilidade de linguagem, adequada precisão, velocidade, prosódia e compreensão: leitores típicos;
C) Com falhas de decodificação – falha na precisão, na velocidade e na habilidade de linguagem: leitores mistos, pois falham em fluência e em compreensão;
D) Com falhas na habilidade de linguagem, mas que atingem a rota lexical de leitura e de fluência no processo; porém, não compreendem o que leem. Têm dificuldades de automonitoramento e podem falhar na precisão. Portanto, classificados como transtorno de compreensão de leitura.

Vale ressaltar que as falhas de fluência – velocidade, acurácia e prosódia – podem comprometer a compreensão do texto, pois demandam esforço de decodificação. Prejudicam a capacidade de manter em memória o que foi lido e de fazer a associação do conhecimento prévio com a informação que o texto traz. No entanto, somente leitura fluente também não garante a compreensão, pois esta é complexa e multifatorial. Abrangendo aspectos linguísticos, cognitivos, sensório-motores, além de mecanismos executivos e de alta ordem.[12] Envolve progressão que exige alguns anos para a aquisição dessa habilidade, pois cada componente depende tanto de processo de maturação, quanto de aprendizagem.[13] O desenvolvimento da fluência é importante para assegurar a autonomia do leitor e para liberar sua atenção e sua memória do processo de decodificação.[14]

A partir dessa classificação, podemos, de forma objetiva, elencar as prioridades da intervenção.[15]

Para os decodificadores é importante promover estratégias que facilitem o fechamento visual rápido e o aprimoramento da acurácia/precisão, como a previsão textual, a redundância textual, o reconhecimento rápido de palavras e, posteriormente, o trabalho na melhora da expressividade/prosódia.

Com os leitores mais fluentes, com dificuldade de compreensão, o trabalho se diferencia e deve explorar estratégias de compreensão, envolvendo habilidades de linguagem e metacognitivas. O leitor, predominantemente lexical/associativo não eficiente, falha na acurácia, lê errado as palavras, não retoma o contexto ou, quando tenta reler, demonstra dificuldade de decodificação (associação grafema-fonema). Precisa, portanto, melhorar sua condição de perceber seus erros e sua capacidade de decodificação. Para esse leitor, o trabalho deve abordar: previsão textual, processo de decodificação, busca rápida por palavras, automonitoramento e prosódia.

Com relação à escrita, fazendo analogia com o quadro apresentado, trocando o eixo de leitura pelo de escrita, igualmente, pode-se caracterizar os diferentes tipos de alterações relacionadas. As dificuldades podem ser apenas ortográficas ou de expressão textual ou, ainda, mistas – indivíduos que falham tanto no processamento ortográfico quanto na elaboração textual.

Considerando especificamente o aspecto ortográfico, sua apropriação é gradativa, contínua e seu desenvolvimento respeita características da língua. Quanto mais ambiguidades uma língua apresenta, mais longo o processo de alfabetização e maior a necessidade do ensino formal da ortografia.[16] A abordagem mais ampla sobre aquisição e desenvolvimento da ortografia, envolvendo diversas áreas do conhecimento, faz-se necessária. Esse conhecimento possibilita promoção, seleção e gerenciamento de estratégias adequadas e facilitadoras para o ensino e a reabilitação.[17] Na abordagem clínica fonoaudiológica, ressalta-se a importância de estratégias diferenciadas que estimulem o processamento fonológico e que permitam o desenvolvimento de habilidades metalinguísticas e metacognitivas. Estas proporcionarão a reflexão e a construção de conceitos. A superação gradativa das dificuldades ilustra que, durante o aprendizado, o indivíduo constrói seu conhecimento refletindo sobre o próprio erro, escolhendo estratégias mais efetivas para organização, integração e processamento da informação. Dessa forma, compreende que as dificuldades e que os erros são oportunidades de aprendizagens.[18]

Como proposta de intervenção nas dificuldades de ortografia, é necessário ao indivíduo conhecer as peculiaridades da língua escrita, saber classificar as possibilidades de erros e conseguir avaliar o risco.[18] Deve participar, ativamente, do processo, resolvendo os problemas de forma mais explícita, interagindo com o meio e trabalhando com a meta-aprendizagem.[17,19] A autorregulação – capacidade de o indivíduo controlar e regular o próprio comportamento,[20] deve ser promovida durante o processo, pois contribui na melhora da capacidade de aprender, uma vez que permite ao aprendiz selecionar estratégias e assumir papel ativo em seu aprendizado.

A proposta de utilização do **Marcador Ortográfico SOS Dislexia**[21], como um mediador externo, objetiva o desenvolvimento da metacognição e da autorregulação da escrita. Compreende as seguintes etapas.[18]

- *Etapa 1 – Heterorregulação*: a reflexão é conduzida e mediada pelo terapeuta. São propostas atividades que propiciem o aparecimento de dúvidas ortográficas, as quais levem o aprendiz à conscientização dos **riscos** de erro na escrita. A partir dos erros construtivos, o aprendiz é levado a refletir sobre as possibilidades de classificação das tipologias dos erros ortográficos. A classificação utilizada nessa proposta tem como base a análise de Zorzi,[22] adaptada por Foz;[17,23]
- *Etapa 2 – Utilização de marcador externo:* **Marcador Ortográfico SOS Dislexia** (Fig. 2-3). O terapeuta/educador deve promover a utilização mediada do marcador ortográfico – heterorregulação. Assim que o aprendiz demonstre domínio no uso do marcador,

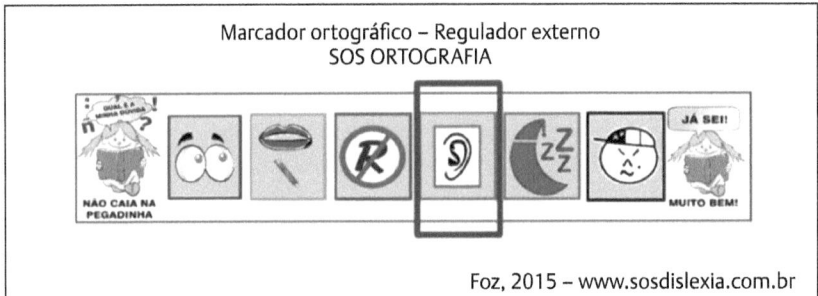

**Fig. 2-3.** Ilustração do marcador ortográfico.

promovem-se atividades, para que ele possa utilizá-lo com autonomia, autorregulando-se com o apoio desse mediador externo. Nessa fase, deve ser introduzido trabalho específico com determinada dificuldade ortográfica, de acordo com o planejamento da intervenção;

- Etapa 3 – *Análise dos próprios erros*: o terapeuta deve promover reflexão compartilhada dos erros cometidos, utilizando o marcador ortográfico como apoio. É importante que o aprendiz também faça julgamento sobre o grau de dificuldade de escrever determinada palavra de acordo com seu próprio conhecimento. Essa análise permitirá a reflexão e a conscientização das vulnerabilidades ortográficas persistentes, promovendo oportunidades para o desenvolvimento de competências de autorregulação e favorecendo a escrita ortograficamente correta;
- Etapa 4 – *Autorregulação*: o terapeuta deve promover atividades de escrita nas quais o aprendiz possa se autorregular.

A habilidade de elaboração textual é bastante laboriosa, mais complexa que a expressão oral. Requer definição de uma ideia, planejamento e organização, para que se atinja clareza, coerência, além do compromisso da expressividade ao possível interlocutor do texto.[24] Devem ser respeitadas as características dos gêneros literários, as competências ortográficas, a semântica lexical e a gramatical. O processo de intervenção é igualmente laborioso e deve contemplar todos os aspectos, respeitando etapas de aquisição e de desenvolvimento. Nos transtornos do desenvolvimento da linguagem, tanto a expressão oral quanto a textual estão prejudicadas. Portanto, a intervenção deve priorizar também as habilidades de linguagem.

## INTERSECÇÕES TERAPÊUTICAS

A fim de ilustrar a importância das intersecções terapêuticas, será descrito um caso acompanhado pelas profissionais citadas no parágrafo anterior: gênero masculino, avaliado e atendido pela equipe multidisciplinar aos 10 anos de idade, cursando o 5º ano do EF em escola privada. A queixa familiar referia-se à ansiedade e às dificuldades escolares. A avaliação multidisciplinar identificou dificuldades atencionais, de aprendizagem de leitura, de escrita e de matemática, memória, de funções executivas e estado de ansiedade.

A equipe multidisciplinar envolveu neurologista, neuropsicóloga, fonoaudióloga e psicopedagoga. Participou das intervenções no período de aproximadamente dezoito meses, incluindo terapia medicamentosa com psicoestimulante.

No ambiente escolar, foram sugeridas e acatadas adaptações para a execução das provas em ambiente separado e auxílio ledor, gradativamente retiradas.

A família passou por programa de psicoeducação a respeito do diagnóstico, da intervenção e da conscientização quanto à necessidade e a importância das adequações e apoio, durante o processo.

A intervenção ocorreu simultaneamente, havendo áreas nas quais algumas das habilidades foram focos principais da intervenção; nas demais, complementares ou de observação. Cabe ressaltar que, independentemente do tipo de foco dado a cada habilidade, a troca de informações ocorreu de forma contínua, por meio das reuniões de equipe, como apresentado no Quadro 2-3.

A abordagem multidisciplinar, com base científica, recursos estruturados e intervenção planejada, mostrou-se efetiva.

**Quadro 2-3.** Intersecção da Intervenção Multidisciplinar

| Habilidades | Fonoaudiologia | Psicopedagogia | Neuropsicologia |
| --- | --- | --- | --- |
| Leitura fluência | Intervenção principal | Intervenção complementar | Observação |
| Leitura compreensão | Intervenção principal | Intervenção complementar | Observação |
| Escrita ortografia | Intervenção principal | Intervenção complementar | Observação |
| Escrita produção textual | Intervenção principal | Intervenção complementar | Observação |
| Habilidades em matemática | Observação | Intervenção principal | Observação |
| Comportamento atentivo e inquietação motora | Intervenção complementar | Intervenção complementar | Intervenção principal |
| Treino cognitivo:<br>• Comportamento de iniciativa-persistência na tarefa<br>• Atenção<br>• Resposta inibitória<br>• Monitoramento e modificação do próprio comportamento | Intervenção complementar | Intervenção complementar | Intervenção principal |
| Controle de ansiedade principalmente relacionada ao desempenho matemático | Intervenção complementar | Intervenção complementar | Intervenção principal |
| Reunião familiar | Intervenção principal | Intervenção principal | Intervenção principal |
| Reunião escolar | Intervenção principal | Intervenção principal | Intervenção principal |
| Reuniões multidisciplinares | Intervenção principal | Intervenção principal | Intervenção principal |

Para finalizar, segue sugestão de *checklist* que resume a proposta de trabalho e que pode direcionar as condutas terapêuticas.

| **CHECKLIST** |
|---|
| ▪ Anamnese detalhada;<br>▪ Avaliação abrangente e com protocolos e testes padronizados;<br>▪ Análise clínica criteriosa dos dados – raciocínio clínico;<br>▪ Discussão com a equipe multidisciplinar;<br>▪ Hipótese(s) diagnóstica(s);<br>▪ Encaminhamentos necessários;<br>▪ Devolutiva para a família;<br>▪ Devolutiva para o avaliado;<br>▪ Planejamento terapêutico;<br>▪ Definição de objetivos e de metas;<br>▪ Psicoeducação;<br>▪ Reuniões com a equipe escolar;<br>▪ Reavaliação: continuidade, ajustes ou alta;<br>▪ Frequente troca de informações da equipe sobre o processo terapêutico. |

## REFERÊNCIAS BIBLIOGRÁFICAS

1. Topczewski A. Dislexia: como lidar. São Paulo: All Print; 2010.
2. Azoni CAS, Pereira JS. Identificação precoce de crianças de risco para transtornos de leitura e estratégias preventivas. In: Salles JF, Navas AL. Dislexias do desenvolvimento e adquiridas. São Paulo: Pearson; 2017.
3. Haase VG, Santos FH. Transtornos específicos de aprendizagem: dislexia e discalculia. In: Fuentes D, Malloy-Diniz LF, Camargo CHP. Neuropsicologia teoria e prática. Porto Alegre: Artmed; 2014.
4. Manual diagnóstico e estatístico de transtornos mentais: DSM – 5. American Psychiatric Association, Porto Alegre: Artmed; 2013.
5. Mousinho R E, Navas AL. Mudanças apontadas no DSM-5 em relação aos transtornos específicos de aprendizagem em leitura e escrita. Revista Debates em Psiquiatria – Mai/Jun. 2016.
6. Seabra AG, Carvalho LF. Fundamentos da psicometria. In: Fuentes D, Malloy-Diniz LF, Camargo CHP. Neuropsicologia Teoria e Prática. Porto Alegre: Artmed; 2014.
7. Camargo CHP, Bolognani SAP, Zuccolo PF. O exame neuropsicológico e os diferentes contextos de aplicação. In: Fuentes D, Malloy-Diniz LF, Camargo CH, Pires D. Neuropsicologia Teoria e Prática. Porto Alegre: Artmed; 2014.
8. Lemes CB, Ondere Neto J. Aplicações da psicoeducação no contexto da saúde. Temas em Psicologia. 2017;25(1):17-28.
9. Oliveira CT, Dias ACG. Psicoeducação do Transtorno do Déficit de Atenção/Hiperatividade: O Que, Como e Para Quem Informar? Trends in Psychology. Ribeirão Preto. 201;26(1):243-261.
10. Bzuneck JA, Boruchovitch E. Motivação e Autorregulação da Motivação no Contexto Educativo. Psicologia Ensino & Formação. 2016;7(2):73-84.
11. Muniz M, Fernandes DC. Autoconceito e ansiedade escolar: um estudo com alunos do ensino fundamental. Psicologia Escolar e Educacional. 2016;20(3):427-436.
12. Ávila CRB, Kida ASB, Carvalho CAF. Intervenção fonoaudiológica nos transtornos de leitura e da escrita: abordagem multidimensional. In: Alves LM, Mousinho R, Capellini AS. (org). Dislexia – novos temas, novas perspectivas. v.II. Rio de Janeiro: Wak; 2013.
13. Martelli M. Componentes visuais do processo de alfabetização. In: Morais JJE, Oliveira JB. A Alfabetização, em que consiste, como avaliar. Brasília: Instituto Alfa e Beta; 2015.
14. Capovilla F (org). Os novos caminhos da alfabetização infantil. São Paulo: Memnon Edições Científicas; 2005.

15. Foz FB. Leitura, os desafios da intervenção. In: Alves LM, Mousinho R, Capellini AS. (org). Dislexia – novos temas, novas perspectivas – Rio de Janeiro. 2013;II.
16. Moojen SMP. A escrita ortográfica na escola e na clínica: teoria, avaliação e tratamento. São Paulo: Casa do Psicólogo; 2009.
17. Foz FB. Trabalhando a ortografia: uma proposta interativa. Cadernos da Fonoaudiálogo – Linguagem. 2006;1.
18. Foz FB, Soligo MO. A importância da autorregulação na escrita ortograficamente: proposta de intervenção. In: Alves LM, Mousinho R, Capellini AS. (org). Dislexia – novos temas, novas perspectivas. v. IV. Rio de Janeiro: Wak; 2018.
19. Pureza JR, Jacobsen GM, Siqueira LS, et al. Funções executivas: fundamentos teóricos e implicações clínicas e educacionais. In: Mousinho R, Alves LM, Capellini SA. (org.) Dislexia: novos temas, novas perspectivas. v. III. Rio Janeiro: Wak; 2015.
20. Figueiredo FJC. Como ajudar os alunos a estudar e a pensar? Autorregulação da aprendizagem. Educação, Ciência e Tecnologia. 2005:233-258.
21. Dias NM, Seabra AG. Piafex: Programa de intervenção em autorregulação e funções executivas. São Paulo: Memnon; 2013.
22. Foz FB. Como lidar com os erros ortográficos, disortografia e discalculia nos processos de aprendizagem sem causar estigmas? Apresentação oral, Bett Brasil – Educar, São Paulo. Expo Exhibition Convention Center; 2015.
23. Zorzi JL. Aprender a Escrever: a apropriação do sistema ortográfico. Porto Alegre: Artmed; 1998.
24. Foz FB. Reabilitação dos distúrbios de leitura e escrita: uma proposta dialógica interativa. In: Berretin-Felix G, et al. (org). (Re)abilitação fonoaudiológica – avaliação da eficácia. São José dos Campos: Pulso; 2009.
25. Forte LK, Scarpa ML, Kubota RS. Apet – Análise da Produção Escrita de Textos. São José dos Campos: Pulso Editorial; 2014.

# INSTRUMENTO PARA IDENTIFICAÇÃO PRECOCE DE ATRASO DA LINGUAGEM NA ATENÇÃO PRIMÁRIA DE SAÚDE

CAPÍTULO 3

Andréa de Melo Cesar ■ Meline Duarte Lima

## INTRODUÇÃO

A comunicação é um meio pelo qual o indivíduo recebe e expressa a linguagem, sendo um elemento essencial para a socialização e integração na comunidade.[1]

A linguagem é o sistema simbólico usado para representar os significados em uma cultura, abrangendo seis componentes: fonologia (sons da língua), prosódia (entonação), sintaxe (organização das palavras na frase), morfologia (formação e classificação das palavras), semântica (vocabulário) e pragmática (uso da linguagem). A linguagem significa trocar informações (receber e transmitir) de forma efetiva, enquanto que a fala refere-se basicamente à maneira de articular os sons na palavra, incluindo a produção vocal e a fluência. É o canal que viabiliza a expressão da linguagem e corresponde sua realização motora.[2,3]

Desde o nascimento, a criança se comunica através do choro, olhar e gestos. É capaz de discriminar vozes, diferenciar padrões de entonação e movimentos corporais, que são bases para o desenvolvimento comunicativo.[4]

A aquisição normal da linguagem é dependente de uma série de fatores como o contexto social, familiar e histórico pré, peri e pós-natal do indivíduo, suas experiências, capacidades cognitivas e orgânico-funcionais.[5]

Os distúrbios da comunicação representam os transtornos mais prevalentes na infância, sendo as alterações de linguagem as mais frequentes. Calcula-se que 3 a 10% das crianças com idade inferior a 6 anos apresenta algum tipo de atraso do desenvolvimento da fala ou da linguagem, sendo a prevalência 1,5 vezes superior no gênero masculino. Atualmente, as alterações de linguagem infantil, são reconhecidas como importante demanda de saúde pública.[6-10]

Frequentemente os distúrbios da comunicação são sub-diagnosticados ou diagnosticados tardiamente.[11,12] Sabe-se que crianças com alteração no desenvolvimento da linguagem poderão apresentar, na idade escolar, dificuldades no processo de aprendizagem e alfabetização, gerando impacto direto sobre a vida acadêmica, social e ocupacional.[13-16]

Tem sido bastante comum encontrarmos crianças que são encaminhadas para uma avaliação fonoaudiológica somente após completarem três ou quatro anos de idade, mesmo apresentando evidente atraso em seu desenvolvimento. Isto ocorre, porque existe uma crença muito difundida de que não devemos nos preocupar quando uma criança não começar a falar na idade esperada, mas devendo aguardar o desenvolvimento de forma espontânea e mais tardia.

Estudos demonstram que a detecção de tais alterações aos 2 a 3 anos reduz 30% a necessidade de acompanhamento terapêutico (fonoaudiologia, psicologia, educação especial, entre outros) ao longo da infância. Da mesma forma, reduz o número de crianças com problemas na aprendizagem de leitura e escrita. Portanto, o diagnóstico e a intervenção precoce nos primeiros anos de vida são decisivos para o prognóstico de desenvolvimento dessas crianças.[17]

O fonoaudiólogo é o profissional habilitado para identificar, diagnosticar e tratar indivíduos com distúrbios da comunicação oral e escrita, voz e audição. Entretanto, é importante que informações a respeito do desenvolvimento da linguagem estejam ao alcance de demais profissionais que acompanham o desenvolvimento infantil, como pediatras, educadores, psicólogos, terapeutas ocupacionais, enfermeiros, agentes comunitários de saúde, entre outros.

Sabe-se que a vigilância do desenvolvimento da linguagem infantil, na Atenção Primária de Saúde (APS), está relacionada com a atenção integral da saúde da criança envolvendo diversos profissionais como uma forma de promover ações de prevenção, promoção e diagnóstico precoce de alterações nos primeiros anos de vida, bem como a realização de encaminhamento para intervenção oportuna.[18-20]

Devido à carência de um protocolo padronizado para a triagem do desenvolvimento da linguagem da criança no Brasil, foi elaborado por fonoaudiólogas da Prefeitura Municipal de Belo Horizonte um instrumento, em formato de questionário, para identificação precoce de alterações da linguagem em crianças de zero a seis anos de idade, conforme Quadro 3-1.[21-23] O mesmo contempla marcos do desenvolvimento infantil e sinais de alerta, como vocabulário, extensão frasal, articulação dos fonemas, uso da linguagem pelo discurso, iniciativa comunicativa e fluência de fala. Já alguns sinais de alerta são:

- Não pronunciar palavras com intencionalidade;
- Permanência de hábitos orais deletérios;
- Persistência por comunicação gestual;
- Fala ininteligível;
- Dificuldade para compreender ordens;
- Atraso no desenvolvimento da escrita.

A instrumentalização dos profissionais de uma Unidade Básica de Saúde (UBS) da regional nordeste do município de Belo Horizonte ocorreu durante matriciamento, pactuando a aplicação dos questionários em momentos de campanhas de vacinação, puericultura, atendimentos clínico e compartilhado. A aplicação do instrumento tem duração média de 5 minutos e são questionados os tópicos que contempla a idade da criança. Os questionários aplicados foram analisados pela fonoaudióloga da UBS que realizou agendamento para avaliação diagnóstica dos casos sugestivos de alteração da linguagem. Os dados compilados dessa estratégia de intervenção indicaram que o instrumento foi sensível para identificação de 35% das crianças da amostra, de um total de 45, com necessidade de orientação para estimulação da linguagem e/ou fonoterapia. É importante considerar que as amostras consistem de crianças que residem em área de vulnerabilidade social.

Essa demanda, frequentemente experenciada na Saúde Pública, reafirma, juntamente com a literatura, a importância de desenvolver, investir e incentivar ações eficazes e de baixo custo que visam à promoção, prevenção e intervenção a tempo das alterações de linguagem da criança, comparadas ao prejuízo de um diagnóstico tardio, que causam impacto e repercussão sobre os diversos aspectos do desenvolvimento infantil.

**Quadro 3-1.** Triagem Multiprofissional[21-23]

### Triagem Multiprofissional – Diagnóstico Precoce dos Atrasos de Linguagem

Nome:_____
Idade:_____DN:_____/_____/_____
UBS:_____ Equipe:_____ ACS:_____ PE:_____

| Idade | Itens | |
|---|---|---|
| 0 a 3 meses | **Reage a sons intensos** ( ) sim ( ) não<br>Sorri e balbucia sem intencionalidade ( ) sim ( ) não<br>**Teste da orelhinha (TANU)** ( ) sim ( ) não<br>Amamentação exclusiva ( ) sim ( ) não<br>Faz contato ocular ( ) sim ( )não<br>Uso de chupeta ou succão digital ( ) sim ( ) não<br>Uso de mamadeira ( ) sim ( ) não | |
| 3 a 6 meses | **Balbucio monossilábico "dá", "ma", "pá"** ( ) sim ( ) não<br>**Olha quando é chamado pelo nome** ( ) sim ( ) não<br>Esforça-se para pegar objetos ( ) sim ( ) não<br>Amamentação exclusiva ( ) sim ( ) não<br>Uso de chupeta ou succão digital ( ) sim ( ) não<br>Uso de mamadeira ( ) sim ( ) não | |
| 6 a 9 meses | **Balbucio polissilábico "dadá", "mama", "papa"** ( ) sim ( ) não<br>Aponta para objetos ( ) sim ( ) não<br>**Dá tchau** ( ) sim ( ) não<br>Alimentação pastosa/semissólida ( ) sim ( ) não<br>Amamentação ( ) sim ( ) não<br>Uso de chupeta ou succão digital ( ) sim ( ) não<br>Uso de mamadeira ( ) sim ( ) não | |
| 9 a 12 meses | Tenta imitar a fala do adulto ( ) sim ( ) não<br>**Compreende ordens simples "manda beijo"** ( ) sim ( ) não<br>**Início das primeiras palavras** ( ) sim ( ) não<br>**Reconhece e identifica alguns objetos do cotidiano** ( ) sim ( ) não<br>Alimentação sólida ( ) sim ( ) não<br>Amamentação ( ) sim ( ) não<br>Uso de chupeta ou succão digital ( ) sim ( ) não<br>Uso de mamadeira ( ) sim ( ) não | |
| 1 ano a 1 ano e 6 meses | Vocabulário a partir de 20 palavras ( ) sim ( ) não<br>Imita ações do adulto ( ) sim ( ) não<br>**Usa palavras-frases "dá bola"** ( ) sim ( ) não<br>**Onomatopeias (imita sons de animais)** ( ) sim ( ) não<br>Amamentação ( ) sim ( ) não<br>Uso de chupeta ou succão digital ( ) sim ( ) não<br>Uso de mamadeira ( ) sim ( ) não | **Sinais de alerta:** não pronuncia nenhuma palavra com intencionalidade. |
| 1 ano e 6 meses a 2 anos | **Aponta partes do corpo** ( ) sim ( ) não<br>**Frases com três palavras "dá bola meu"** ( ) sim ( ) não<br>Vocabulário de cerca de 200 a 300 palavras ( ) sim ( ) não<br>Amamentação ( ) sim ( ) não<br>Uso de chupeta ou succão digital ( ) sim ( ) não<br>Uso de mamadeira ( ) sim ( ) não | **Observação:** iniciar orientação para retirada de hábitos deletérios. |

*(Continua.)*

**Quadro 3-1.** Triagem Multiprofissional[21-23]

| Faixa etária | Itens | Observações |
|---|---|---|
| 2 a 3 anos | **Fala seu nome e sua idade** ( ) sim ( ) não<br>**Faz perguntas simples** ( ) sim ( ) não<br>**Forma frases de até cinco palavras** ( ) sim ( ) não<br>Nomeia e aponta cores primárias ( ) sim ( ) não<br>**Nomeia e reconhece função de objetos** ( ) sim ( ) não<br>Sabe a diferença de grande/pequeno, muito/pouco ( ) sim ( ) não<br>Uso de chupeta ou sucção digital ( ) sim ( ) não<br>Uso de mamadeira ( ) sim ( ) não | **Observação:** três anos é a idade limite para uso de chupeta e mamadeira<br>**Sinais de alerta:** comunica apontando ou levando o adulto até o objeto. |
| 3 a 4 anos | **Sua fala é entendida com facilidade** ( ) sim ( ) não<br>**Conta acontecimentos do dia a dia** ( ) sim ( ) não<br>Canta músicas e conta estórias ( ) sim ( ) não<br>Vocabulário de aproximadamente 1.000 palavras ( ) sim ( ) não<br>Conhece formas geométricas (triângulo, círculo e quadrado) ( ) sim ( ) não<br>Uso de chupeta ou sucção digital ( ) sim ( ) não<br>Uso de mamadeira ( ) sim ( ) não | **Sinais de alerta:** sua fala não é entendida por todos. |
| 4 a 5 anos | **Entende ordens complexas "pegue o livro e entregue à mamãe"** ( ) sim ( ) não<br>**Fala corretamente quase todos os sons** ( ) sim ( ) não<br>**Elabora o discurso de forma coerente (sequência dos fatos)** ( ) sim ( ) não<br>Consegue lembrar e relatar situações passadas ( ) sim ( )não<br>Gosta de brincar em grupo ( ) sim ( )não<br>**Reconhece algumas letras e números** ( ) sim ( ) não<br>Uso de chupeta ou sucção digital ( ) sim ( ) não<br>Uso de mamadeira ( ) sim ( ) não | **Sinais de alerta:** frequentemente pergunta "hã"? Ou pede para repetir a informação. |
| 5 a 6 anos | **Padrão adulto da fala (fala corretamente todos os sons)** ( ) sim ( ) não<br>Adquiri noções temporais: manhã, tarde, noite, ontem, amanhã e dias da semana. ( ) sim ( ) não<br>Diz seu endereço e telefone ( ) sim ( ) não<br>**Escreve seu nome e inicia a escrita** ( ) sim ( ) não<br>Vocabulário de 6.000 a 10.000 palavras ( ) sim ( ) não<br>Uso de chupeta ou sucção digital ( ) sim ( ) não<br>Uso de mamadeira ( ) sim ( ) não | **Sinais de alerta:** criança não escreve o próprio nome. |

A triagem deverá ser realizada de acordo com a faixa etária da criança. Caso seja marcada a opção "não" em algum item destacado em negrito, discutir com o Fonoaudiólogo a necessidade de realizar uma avaliação fonoaudiológica.

# REFERÊNCIAS BIBIOGRÁFICAS

1. Ruben RJ. Redefining the survival of the fittest: communication disorders in the 2st century. Laryngoscope. 2000;110:241-5.
2. Mckinnon DH, Mclead S, Reilly S. The prevalence of stuttering, voice, and speech-sound disorders in primary school students in Australia. Lang Speech Hear Serv Sch. 2007;38:5-15.
3. Azcoaga JE, Bello JA, Citrinovitz J et al. 2a ed. Los retardos del lenguage en el niño. Buenos Aires: Paidós; 1997.

4. Scheuer CI, Befi-Lopes DM, Wertzner HF. Desenvolvimento da linguagem: uma introdução. In: Limongi SO. Fonoaudiologia: informação para a formação. Rio de Janeiro: Guanabara-Koogan; 2003. p. 1-18.
5. Schirmer CR, Fontoura DR, Nunes ML. Distúrbios da aquisição da linguagem e da aprendizagem. J Pediatr. 2004;80(2):95-103.
6. Somefun AO, Lesi FEA, Danfulani MA, Olusanya BO. Communication disorders in Nigerian children. Int J Pediatr Otoehinolaryngol. 2006;70:697-702.
7. Beitchman JH, et al. Fourteen-year follow-up of speech/language-impaired and control children: psychiatric outcome. J Am Acad Adolesc Psychiatry. 2001;40(1):75-82.
8. Silva PA, Williams S, Mcgeer. A longitudinal study of children with developmental language delay at age three: later intelligence, reading and behaviour problems. Dev Med Child Neurol. 1987;29:630-40.
9. Narbona J. El Lenguaje del niño y sus perturbaciones. In: Fejerman e Fernandez Alvarez. Neurologia Pediátrica. 2a ed. Buenos Aires: Editorial Médica PanAmericana; 1998. p. 683-93.
10. Shrinberg LD, Tomblin JB, Mcsweeny JL. Prevalence of speech delay in 6-year-old children and comorbidity with language impairment. J Speech Lang Hear Res. 1999;42(6):1461-81.
11. Ansel BM, Landa RM, Luethke LE. Development and disorders of speech, language, and hearing. In: Mc Millan JÁ, DeAngelics C T, Feigin RW, Warshaw JB, eds. Oski´s Pediatrics – Principles and Practice. 3th ed. Philadelphia: Lippincott Williams & Wikins; 1999. p. 768-782.
12. Silverstein M, Sand N, Glascoe FP, et al. Pediatrician practices regarding referral to early intervention services: is an established diagnosis important? Ambul Pediatr. 2006;6:105-9.
13. Muszcat M, Melo CB. Neurodesenvolvimento e linguagem. In: Barbosa T, Rodrigues CC, Mello CB, et al. Temas em dislexia. São Paulo: Artes Médicas; 2009. p. 1-15.
14. Yakuwa MS, Sartori MCS, Mello DF, et al. Vigilância em Saúde da Criança: perspectiva de enfermeiros. Rev Bras Enferm. 2015;68(3):384-90.
15. Grantham-Mcgregor S, Cheuny YB, Cueto S, et al. Developmental potential in the first 5 years for children in developing countries. Lancet. 2007;369(9555):60-70.
16. Wertzner HF. Distúrbio Fonológico. In: LIMONGI SCO. Linguagem: desenvolvimento normal, alterações e distúrbios. São Paulo: Guanabara Koogan; 2003. p. 33-47.
17. Romski MA, Sevick RA, Adamson LB, et al. Randomized comparison of augmented and nonaugmented language interventions for toddlers with developmental delays and their parents. J Speech Lang Hear Res. 2010;53:350-64.
18. Cachapuz RF, Halpern R. A influência das variáveis ambientais no desenvolvimento da linguagem em uma amostra de crianças. Revista da AMRIGS. 2006;50(4):292-301.
19. Figueiras ACM, Puccini RF, Silva EMK, Pedromônico MRM. Avaliação das práticas e conhecimentos de profissionais da atenção primária à saúde sobre vigilância do desenvolvimento infantil. Cad Saúde Pública. 2003;19(6):1691-9.
20. Figueiras ACM, Puccini RF, Silva EMK. Continuing education on child development for primary healthcare professionals: a prospective before-andafter study. São Paulo. Med J. 2014;132(4):211-8.
21. Vitto MMP, Feres MCLC. Distúrbios da comunicação Oral nas Crianças. Medicina Ribeirão Preto. 2005;38(3/4):229-234.
22. Zorzi JL. Aspectos básicos para compreensão, diagnóstico e prevenção dos distúrbios de linguagem na infância. CEFAC. 2000;2(1).
23. Zorzi JL. A Intervenção Fonoaudiológica nas Alterações da Linguagem Infantil. Rio de Janeiro, Revinter; 1999.

# APRAXIA DE FALA NA INFÂNCIA – MODELO MULTISSENSORIAL PARA TRATAMENTO

CAPÍTULO 4

Letícia Maria Paula da Silva ▪ Cínthia Coimbra de Azevedo
Marileda Barichello Gubiani

## INTRODUÇÃO

As desordens dos sons da fala afetam diferentes níveis de produção e/ou organização. Quando essas estão ligadas à percepção do som, tem-se o distúrbio fonológico. Podem ainda estar associadas à execução da fala.

Estudos recentes sugerem a categorização dos distúrbios motores de fala de crianças em três tipos de desordens: atraso motor de fala, disartria e apraxia de fala na infância.[1]

As desordens motoras de fala podem acometer a transcodificação (planejamento e programação) da fala, ou ainda, a execução da mesma. Crianças com atraso motor de fala apresentam imitação inadequada da acentuação, produções inconsistentes dos sons, aumento do número de erros em epêntese. Esse subgrupo não preenche os critérios para apraxia e disartria, e muitas vezes a diferenciação entre as outras desordens é subclínica.[2]

A disartria é uma desordem classificada como **anormalidades na força, velocidade, amplitude, tônus, rigidez e precisão dos movimentos necessários para a respiração, fonação, ressonância, articulação e aspectos prosódicos da produção da fala**.[3] Essa desordem causa alterações sensoriomotoras, como fraqueza ou paralisia, incoordenação, movimentos involuntários, ou tônus excessivo, variável ou reduzido.[3]

A apraxia de fala na infância (*Chilhood Apraxia of Speech* – CAS) é conceituada como um distúrbio neurológico que afeta os sons da fala, onde a precisão e a consistência dos movimentos subjacentes à mesma estão prejudicados. São encontrados erros de produção (tanto nos sons quanto em sílabas) e na prosódia (realização da sílaba tônica – *American Speech-Language-Hearing Association* – ASHA).[4]

## CARACTERÍSTICAS DA APRAXIA DE FALA NA INFÂNCIA

A caracterização e o diagnóstico da apraxia de fala na infância (AFI) é frequentemente discutida na literatura[4-8] e ainda são encontradas muitas divergências com relação ao diagnóstico deste distúrbio.[5,6,9]

Davis *et al.*[10] apontam em seu estudo algumas características como critério diagnóstico da apraxia de fala, as quais dividem-se em:

- Características específicas de produção de fala:
  - Repertório limitado de consoantes e vogais;
  - Frequente omissão de sons;

- Alta incidência de erros em vogais;
- Articulação inconsistente;
- Características suprassegmentais alteradas (prosódia, qualidade vocal e fluência);
- Aumento do número de erros em unidade maiores de fala;
- Dificuldades significativas em imitar palavras e frases;
- Uso predominante de formas silábicas simples.
■ Características gerais de linguagem e de movimentos orofaciais:
  - Movimentos orais voluntários prejudicados;
  - Linguagem expressiva reduzida comparada à linguagem compreensiva;
  - Redução das habilidades diadococinéticas.

Segundo a ASHA[4] para diagnosticar a apraxia devem ser encontradas três características consideradas cernes: erros inconsistentes (em vogais e/ou consoantes), transições coarticulatórias alongadas e/ou interrompidas e prosódia alterada.

Essas características, além de auxiliarem no diagnóstico, acabam delineando o processo terapêutico.[11-13]

## AVALIAÇÃO DE APRAXIA DE FALA NA INFÂNCIA

Internacionalmente, são conhecidas algumas avaliações para a AFI: *Verbal Motor Production Assessment for Children* – VMPAC,[14] *Dynamic Evaluation of Motor Speech Skill* – DEMSS,[15] *The Orofacial Praxis Test*,[16] *Kaufman Speech Praxis Test for children* – KSPT[17] e o *Madison Speech Assessment Protocol* – MSAP.[1] Tais instrumentos são utilizados em pesquisas para avaliar especificamente a AFI, porém outros testes também são aplicados com intuito de examinar outras funções linguísticas na criança apráxica como fonologia, vocabulário expressivo e receptivo.

Os instrumentos citados, em sua maioria, avaliam as seguintes características: realização de praxias sonorizadas, praxias e/ou movimentos orofaciais, sequências de movimentos, fonemas simples, fonemas complexos e sílabas, fala espontânea, precisão articulatória, prosódia e consistência do erro.

No Brasil, desde 2013, vem sendo realizadas pesquisas com relação à avaliação da AFI. Em 2016, houve a tradução e adaptação transcultural de um instrumento de avaliação.[7] A partir de 2017, o instrumento passou a ser complementado e tornou-se uma bateria de avaliação das habilidades motoras da fala. A bateria engloba avaliação verbal (palavras e frases), diadococinesia e habilidades não verbais (praxias sonorizadas, praxias não verbais, sequência de movimentos e movimentos paralelos). A bateria está em fase de ajustes finais e deve ser publicada em breve.

Muitas vezes, a criança com apraxia de fala recebe um diagnóstico tardio, ou ainda, as crianças com apraxia, muitas vezes aos dois anos são diagnosticadas com atraso de linguagem.[18]

As qualidades atribuídas a AFI são: raro, grave e persistente.[4] Estudos atuais sugerem que essa classificação seja revista, já que sua prevalência é de 1 em 1000,[4] porém dados epidemiológicos consideram rara a prevalência de 2 em 1000, sendo necessário rever esse adjetivo.[19]

Em relação à gravidade, a sugestão baseada em amostras atuais é que seja classificada como leve a moderada.[20,21]

## APRAXIA DE FALA NA INFÂNCIA E A APRENDIZAGEM

Além das dificuldades descritas acima, as crianças com AFI são consideradas de risco para problemas de alfabetização.[4,22-27] Além da dificuldade de fala presente nestes casos, existe uma alteração na memória fonológica de curto prazo[3,4,25,28-32] e na consciência fonológica[24,26,33], que pode prejudicar a linguagem escrita. Alguns autores acreditam que um défcit de representação fonológica na AFI pode ser responsável pela dificuldade na consciência fonológica, leitura e escrita nessas crianças.[27,34,35]

A escrita tende a ser mais comprometida que a habilidade de leitura nos casos de AFI,[23,36-38] pois a criança tem grande dificuldade em usar a informação fonológica no processo de escrita e entender a relação entre fonemas e grafemas.[33]

De acordo com Gillon e Moriarty,[27] alguns fatores que aumentam o risco de distúrbio da linguagem escrita nessa população são:

A) A natureza do distúrbio de fala;
B) A presença de dificuldades de consciência fonológica;
C) Fatores de risco genéticos;
D) O efeito negativo das dificuldades iniciais de leitura.

Esses autores acreditam que os problemas de aprendizagem nas crianças com AFI tendem a ser persistentes.

À medida que a criança com AFI está alfabetizada, o apoio da palavra escrita é uma pista para o planejamento motor dos sons da fala, pois oferece dicas em relação aos movimentos da fala necessários para emissão daquele som, o que pode contribuir na melhoria de fala.[39-42]

## TRATAMENTO PARA A AFI

Quando o tratamento adequado é oferecido à criança com AFI, os resultados apresentam-se eficazes, estando em discordância com a classificação de um quadro persistente.[20] Inclusive nas dificuldades presentes na linguagem escrita, uma intervenção intensiva a longo prazo com uma abordagem adequada proporciona a aquisição de habilidades de alfabetização adequadas.[25,26]

Existem diversos tratamentos disponíveis para a AFI, o que pode dificultar a decisão sobre qual deles usar para um paciente específico.[8,43,44] É importante ressaltar que trata-se de um grupo heterogêneo, onde os perfis são variados em sintomas, gravidade e comorbidades associadas.

A dificuldade na AFI de transformar a representação fonológica em programação e planejamento motor gera os sintomas clínicos na fala da criança, sendo esses os objetivos primários da terapia.[45]

Com as crianças que apresentam AFI é preciso agir de forma preventiva e antecipar questões de alfabetização e traçar objetivos de consciência fonológica durante todo o processo de tratamento.[39-41] Integrar os objetivos, englobando o treino motor de fala, a consciência fonológica, a leitura e a escrita é a melhor forma de atuar no aspecto preventivo para garantir o desenvolvimento bem-sucedido de alfabetização nesses casos.[26,27,42]

Internacionalmente, existem alguns modelos/métodos que auxiliam na terapia da AFI. Esses apresentam diferentes enfoques (abordagens motoras, linguísticas ou multimodais).

Entre os modelos com abordagens motoras, temos:

- De articulação tradicional;[46]
- Programa Nuffield Dyspraxia;[47]
- Tratamento Rápido de Transições de Sílaba;[48]
- Prompts *for Restructuring Oral Muscular Phonetic Targets* – PROMPT.[49,50]

Exemplos de abordagens linguísticas incluem programas para abordar a produção e a conscientização fonológica da fala.[26] Ainda, os modelos com base em comunicação multimodal são aqueles que buscam apoiar a comunicação verbal. Um exemplo é a comunicação alternativa e aumentativa.[51]

Os métodos de diferentes abordagens são efetivos, porém esses são desenvolvidos com base em fonemas da língua estrangeira, o que dificulta a aplicação no Brasil, visto que os fonemas e as combinações fonêmicas são diferentes, sendo necessário fazer adaptação dos mesmos.

No Brasil, podemos citar o Método MultiGestos – Treino para Apraxia de Fala na Infância®, idealizado pelas fonoaudiólogas Cintia Azevedo e Leticia Silva. Desenvolvido com base em fonemas do Português Brasileiro, sendo indicado para AFI e outros distúrbios dos sons da fala e, ainda, no processo de aprendizagem da linguagem escrita.

Essa metodologia contempla uma abordagem integrada de treino motor de fala, consciência fonológica e fonoarticulatória, assim como da linguagem escrita, a partir do uso dos mesmos gestos, para treino de todas estas habilidades descritas, o que facilita a assimilação por parte da criança.

O MultiGestos® baseia-se em pistas multissensoriais, em especial o uso de gestos, para treino das habilidades de fala, consciência fonológica, leitura e escrita. Cada fonema é associado a gestos específicos (Fig. 4-1), com o objetivo de indicar o modo e o ponto articulatório, que associado a outras pistas, facilita o planejamento, a programação e execução da fala e os aspectos relacionados à aprendizagem.

Há uma estreita relação entre os gestos manuais e a articulação da fala (gestos da boca),[52-55] dessa forma o uso dos gestos pode contribuir na evolução da fala, juntamente com outras pistas multissensoriais. Os gestos são realizados de forma sistemática pelo terapeuta e ensinados à criança de forma lúdica e prazerosa, buscando sempre a motivação da mesma. O MultiGestos® preconiza que a criança utilize suas próprias mãos, como forma de auxiliar o cérebro no planejamento motor articulatório, permitindo que ela se autorregule e seja mais independente na fala, fora do ambiente terapêutico.

Ao iniciar a intervenção, o fonoaudiólogo deve avaliar a inteligibilidade das palavras faladas pela criança, levando em consideração a maior estrutura silábica produzida de

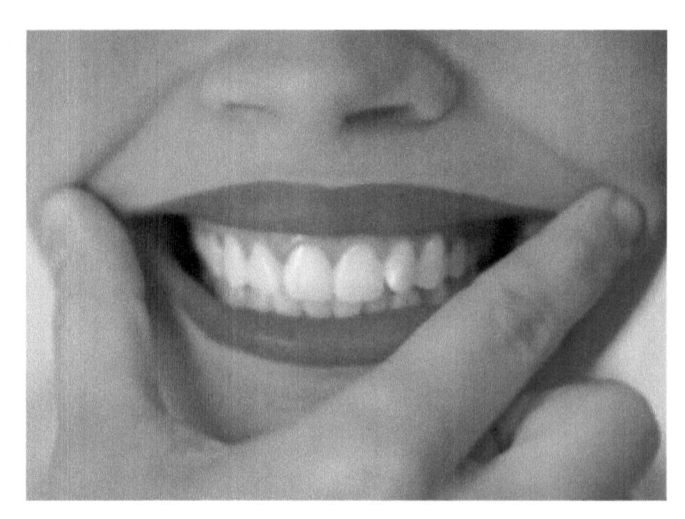

**Fig. 4-1.** Gesto relacionado ao fonema /i/ no método MultiGestos®.

forma clara. As principais características clínicas do quadro de AFI, tais como inconsistência, alteração de prosódia e a coarticulação alongada e interrompida são estimuladas de forma precoce, desde o início do tratamento.

À medida que o planejamento motor das menores estruturas silábicas são aprendidos – e a criança consegue falar –, os gestos já não são imprescindíveis, pressupondo que os mesmos cumpriram seu objetivo junto ao cérebro, e a criança vai deixando de usá-los espontaneamente.

As atividades de consciência fonológica devem ser realizadas de forma sistemática antes e durante o processo de alfabetização. Nas crianças com apraxia de fala, é importante respeitar o nível de fala em que ela se encontra e inicialmente utilizar pistas multissensoriais para realização destas atividades. O uso de pistas pode colaborar na compreensão das atividades de consciência fonológica, assim como na recuperação da informação suprindo falhas na memória fonológica de curto prazo e contribuir para o desenvolvimento da consciência fonoarticulatória. É necessário fazer a redução gradativa das pistas para o desenvolvimento da consciência fonológica propriamente.

Por ser um método dinâmico e utilizar recursos concretos, pode de forma ativa, lúdica e prazerosa promover a alfabetização, prevenindo e/ou reabilitando dificuldades de leitura e escrita, pois tem uma abordagem fônica, que associada aos gestos, propicia a criança estabelecer a relação da letra com o som, favorecendo a alfabetização.

Na intervenção da leitura, a criança estabelece a relação do grafema com o fonema, associando com um gesto e prestando atenção ao movimento articulatório da boca, ou seja, uso de pistas multissensoriais que auxiliam o cérebro da criança com AFI, permitindo a aprendizagem desta habilidade de maneira eficaz. Os gestos auxiliam a criança a resgatar o som a ser produzido diante daquele grafema e a palavra vai sendo construída parte a parte. Na escrita, oferece recurso concreto e visual do gesto para a criança associar com o fonema e fazer a codificação para o grafema necessário para escrita de determinada palavra.

Assim como na fala, a criança inicialmente faz uso sistemático dos gestos para essas habilidades e à medida que evolui na consciência fonológica, leitura e escrita, ela não necessita do apoio dos gestos.

A parceria entre profissionais, pais e escola é fundamental para uma boa evolução do caso de uma criança com AFI, tanto na fala quanto no processo de alfabetização.

## REFERÊNCIAS BIBLIOGRÁFICAS

1. Shriberg LD, Fourakis M, Hall S, et al. Extensions to the Speech Disorders Classification System (SDCS). Clinical Linguistics & Phonetics. V. 2010;24(10):795-824.
2. Vick JC, Campbell TF, Shriberg LD, et al. Data-Driven Subclassification of Speech Sound Disorders in Preschool Children. J Speech Language Hearing Res. 2014;57(6):2033-2050.
3. Duffy JR. Motor speech disorders: substrates, differential diagnosis, and management. 3rd ed. St. Louis: Elsevier Mosby; 2013.
4. American Speech-Language-Hearing Association. Childhood Apraxia of Speech. 2007.
5. Forrest K. Diagnostic criteria of developmental apraxia of speech used by clinical speech-language pathologists. Am J Speech Language Pathol. 2003;12(3):376-80.
6. Gubiani MB, Pagliarin KC, Keske-Soares M. Instrumentos para avaliação de apraxia de fala infantil. Rev CoDAS. 2015;27(6):610-5.
7. Gubiani MB. Adaptação e validação de instrumento de avaliação dinâmica das habilidades motoras da fala. Tese (Doutorado em Distúrbios da Comunicação Humana). Universidade Federal de Santa Maria, Santa Maria. 2016.
8. Murray E, Mccabe P, Heard R, Ballard K J. Differential Diagnosis of Children with Suspected Childhood Apraxia of Speech. J Speech Language Hearing Res. 2015;58(58):43-60.

9. Iuzzini J, Forrest K. Evaluation of a combined treatment approach for childhood apraxia of speech. Clin Linguist Phonet. 2010;24(4-5):335-45.
10. Davis BL, Jakielski KJ, Marquardt TP. Developmental apraxia of speech: determiners of differential diagnosis. Clin Linguist Phonet. 1998;12(1):25-45.
11. Aziz AA, Shohdi S, Osman DM, Habib EL. Childhood apraxia of speech and multiple phonological disorders; In: Cairo-Egyptian Arabic speaking children: language, speech, and oro-motor differences. Internat J Pediat Otorhinolaryngol. 2010;74(6):578-85.
12. Betz SK, Stoel-Gammon C. Measuring articulatory error consistency in children with developmental apraxia of speech. Clin Linguist Phonet. 2005;19(1):53-66.
13. Peter B, Stoel-Gammon C. Central timing deficits in subtypes of primary speech disorders. Clin Linguist Phonet. 2008;22(3):171-98.
14. Hayden D, Square P. Verbal Motor Production Assessment for Children. San Antonio: The Psychological Corporation. 1999.
15. Strand EA, Mccauley RJ, Weigand SD, et al. A motor speech assessment for children with severe speech disorders: reliability and validity evidence. J Speech Language Hearing Res. 2013;56(2):505-20.
16. Bearzotti F, Tavano A, Fabbro F. Developmental of orofacial praxis of children from 4 to 8 years of age. Perceptual Motor Skills. 2007;104:1355-1366.
17. Kaufman N. Kaufman Speech Praxis Test for Children. Detroit: Wayne State University Press. 1995.
18. Hage SRV, Acosta Rodriguez, VM. Distúrbio Específico de Linguagem. Aspectos Clínicos e Educacionais. In: Tratado das Especialidades em Fonoaudiologia. 2014:620-6.
19. Shriberg LD, Kwiatkowski J, Mabie H L. Estimates of the prevalence of motor speech disorders in children with idiopathic speech delay. Clin Linguist Phonet. 2019;33(8):679-706.
20. Murray E, Iuzzini-Seigel J. Efficacious treatment of children with childhood apraxia of speech according to the international classification of functioning, disability and health. Perspectives of the ASHA Special Interest Groups. 2017;2(2):61-76.
21. Shriberg LD, Strand EA. Speech and motor speech characteristics of a consensus group of 28 children with childhood apraxia of speech. (Technical Report No. 25). Phonology Project, Madison, WI: Waisman Center, University of Wisconsin–Madison. Retriev Phonol Project. 2018.
22. Turner SJ, Vogel AP, Parry-Fielder B, et al. Looking to the Future: Speech, Language, and Academic Outcomes in an Adonlescent with Childhood Apraxia of Speech. Folia Phoniatrica et Logopaedica. 2019;71(5-6):203-15.
23. Carrigg B, Parry L, Baker E, et al. Cognitivo, Linguístico e Motor. Cognitive, Linguistic, and Motor Abilities in a Multigenerational Family with Childhood Apraxia of Speech. Arch Clin Neuropsy. 2016;31(8):1006-25.
24. Tierney CD, Kurtz M, Souders H. Clear as mud: another look at autism, childhood apraxia of speech and auditory processing. Curr Opinion Pediatr. 2012;24(3):394-9.
25. Zaretsky E, Velleman SL, Curro K. Through the magnifying glass: Underlying literacy deficits and remediation potential in childhood apraxia of speech. Inter J Speech-Language Pathol. 2010;12(1):58-68.
26. Mcneill BC, Gillon GT, Dodd B. A longitudinal case study of the effects of an integrated phonological awareness program for identical twin boys with childhood apraxia of speech (CAS). Inter J Speech-Language Pathol. 2009;11(6):482-95.
27. Gillon GT, Moriarty BC. Childhood Apraxia of Speech: Children at Risk for Persistent Reading and Spelling Disorder. Semin Speech Language. 2007;28(1):48-57.
28. Duffett JL. A Neuroeducation Description of a Paradigm Shift in Identification, Assessment, and Treatment of Suspected Childhood Apraxia of Speech with Supporting Evidence Through Interview and Artifact Analysis Provided by Speech Language Pathologists and Educators. 2016).
29. Peter B. The role of memory impairment in nonword repetition: A case study. Clin Linguistics Phonet. 2018;32(4):347-52.
30. Ortiz K Z, Martins FC. The relationship between severity of apraxia of speech and working memory. Dementia & Neuropsychologia. 2010;4(1):63-8.

31. Marquardt TP, Sussman HM, Snow T, Jacks A. The integrity of the syllable in developmental apraxia of speech. J Communicat Dis. 2002;35(1):31-49.
32. Marion MJ, Sussman HM, Marquardt TP. The perception and production of rhyme in normal and developmentally apraxic children. J Communicat Dis. 1993;26(3):129-60.
33. Moriarty B, Gillon G, Dodd B. Effectiveness of an Integrated Speech and Phonological Awareness Approach for Children with CAS. Child Language Teaching Therapy. 2009;25(1).
34. Lewis BA, Avrich AA, Freebairn LA, et al. Subtyping Children With Speech Sound Disorders by Endophenotypes. Topics Language Dis. 2011;31(2):112-27.
35. Anthony JL, Aghara RG, Dunkelberger MJ, et al. What Factors Place Children With Speech Sound Disorders at Risk for Reading Problems? Am J Speech-Language Pathol. 2011;20(2):146-60.
36. Lewis BA, Freebairn L, Tag J, et al. Heritability and longitudinal outcomes of spelling skills in individuals with histories of early speech and language disorders. Learn Individual Differences. 2018;65(1):1-11.
37. Lewis BA, Freebairn LA, Hansen AJ, et al. School-age follow-up of children with childhood apraxia of speech. Language Speech Hearing Services Schoolls. 2004;35(2):122-4.
38. Stackhouse J, Snowling MJ. Barriers to literacy development in two cases of developmental verbal dyspraxia. J Cognit Neuropsychol. 1992;9(4):35-54.
39. Fish MA. Here's How to Treat Childhood Apraxia of Speech. San Diego: Plural Publishing; 2011.
40. Fish MA. Here's How to Treat Childhood Apraxia of Speech. San Diego: Plural Publishing; 2016.
41. Fish MA. Como tratar Apraxia de fala da Infância. São Paulo: Pró-Fono editora; 2019.
42. Almeida-Verdu ACM, Giacheti CM, Lucchesi FDM, et al. Apraxia e produção da fala: efeitos do fortalecimento de relações verbais. Rev CEFAC. 2015;17(3):974-983.
43. Morgan AT, Vogel AP. Intervention for childhood apraxia of speech. Cochrane Database Sys Rev. 2008;1(3):1465-1858.
44. Morgan AT, Murray E, Liégeois F. Interventions For Childhood Apraxia Of Speech. Cochrane Database Sys Rev. 2018;1(5).
45. Terband H, Maassen B, Guenther FH, Brumberg J. Computational neural modeling of speech motor control in childhood apraxia of speech (CAS). J Speech Language Hearing Res. 2009;52(1):1595-609.
46. Velleman SL. Phonotactic therapy. Sem Speech Language. 2002;23(1):43-56.
47. Williams P, Stephens H. The Nuffield Centre Dyspraxia Programme. 3rd ed. London (UK): The Nuffield Centre Dyspraxia Programme Ltda; 2004.
48. Ballard KJ, Robin DA, Mccabe P, Mcdonald J. A treatment for dysprosody in childhood apraxia of speech. J Speech Language Hearing Res. 2010;53(5):1227-45.
49. Hayden DA. Prompt: A tactually grounded treatment approach to speech production disorders. In: I. Stockman (Ed.), Movement and action in learning and development: Clinical implications for pervasive developmental disorders. San Diego, CA: Elsevier-Academic Press; 2004. p. 255-297.
50. Hayden D, Eigen J, Walker A, Olsen L. PROMPT: A tactually grounded model for the treatment of childhood speech production disorders. In L. Williams, S. McLeod, & R. McCauley (Eds.), Treatment for speech sound disorders in children. Baltimore, MD: Brookes; 2010. 453-474.
51. Binger C, Light J. The effect of aided AAC modeling on the expression of multisymbol messages by preschoolers who use AAC Augmentative and Alternative Communication. 2007;23(1):30-43.
52. Rodrigues N. Estudo de correlações entre as funções sensório-motoras de órgãos fonoarticulatórios e membros superiores em crianças normais. São Paulo. Dissertação de Mestrado. Faculdade de Medicina da Universidade de São Paulo. 1982.
53. Rodrigues N. Neurolinguística dos distúrbios da fala. São Paulo: Cortez-Educ. 1989:219.
54. Rusiewicz LH, Rivera JL. The Effect of Hand Gesture Cues Within the Treatment of /r/ for a College-Aged Adult With Persisting Childhood Apraxia of Speech. Am J Speech-Language Pathol. 2017;26(4):1236-43.
55. Vainio L. Connection between movements of mouth and hand: Perspectives on development and evolution of speech. Neuroscience & Biobehavioral Reviews. 2019;100(1):211-23.

# INTERVENÇÃO FONOAUDIOLÓGICA NA AFASIA

CAPÍTULO 5

Aline Carvalho Campanha ■ Juliana Onofre de Lira

## INTRODUÇÃO

O objetivo deste capítulo é contribuir, de forma prática e simples, para a identificação e compreensão dos sinais e sintomas linguísticos e cognitivos, após comprometimentos neurológicos adquiridos. Além disso, apontar protocolos apropriados para uma rica avaliação, fortalecendo um raciocínio clínico com embasamento teórico para reabilitação destes transtornos de linguagem e fala.

## BREVE INTRODUÇÃO SOBRE A AFASIA

O estudo sobre afasia é complexo por vários motivos, entre eles, destaca-se a variedade de sinais e sintomas linguísticos que podem decorrer em virtude da heterogeneidade dos comprometimentos neurológicos adquiridos.

As alterações de linguagem e fala, decorrentes de um dano neurológico, podem abranger uma ampla rede de sistemas cerebrais que estão envolvidas nestes processamentos.

Os primeiros estudos sobre a afasia e neurociências iniciaram em 1861, em uma visão localizacionista, quando o pesquisador Paul Broca apresentou um paciente que, após lesão na região do opérculo frontal esquerdo, perdeu a sua capacidade de se expressar verbalmente, mas com preservação da compreensão oral. Uma década após, Carl Wernicke, de 1874-1886, descreveu um quadro de linguagem diferente do anterior. Neste segundo, o comprometimento neurológico localizava-se na região posterior do giro temporal superior e os principais sintomas estavam relacionados à dificuldade severa de compreender verbalmente informações, embora preservação da fluência da fala.

Uma infinidade de estudos foi desenvolvida desde então, e este conceito ampliado. Binder, observou que a compreensão da linguagem envolve não apenas uma região específica, mas grandes regiões dos lobos temporal esquerdo e parietal inferior.[1]

Atualmente, existem evidências convincentes[1] de que a região anteriormente rotulada como área de Wernicke, relacionada a uma visão anatômica,[2] desempenha pouco papel na compreensão da linguagem oral. Acredita-se, nos dias de hoje, em uma visão mais funcional, que esteja envolvida na recuperação fonológica, no controle semântico, na articulação e na percepção auditiva em indivíduos saudáveis. Neste contexto, as estruturas comumente implicadas são: giro temporal superior (GTS), giro temporal médio (GTM) e giro supramarginal (SMG).

Neste mesmo trabalho,[1] demonstrou que, embora o produto final da produção da fala seja uma série de movimentos musculares, antes que estes comandos possam ser enviados, os indivíduos ativam uma representação fonológica, também chamada de imagem mental dos sons que formam as palavras. A interrupção parcial deste processo está relacionada à produção de parafasias fonêmicas, que ocorrem por escolhas errôneas destes sons nas palavras.

Flinker *et al.* descreveu que, contrariamente às noções básicas, a área de Broca não participa na produção individual de palavras, mas coordena uma cascata de representações sensoriais de palavras no lobo temporal aos gestos articulatórios, no córtex motor.[3]

## DEFINIÇÃO

As doenças cerebrovasculares (DCV) representam a segunda causa de morte em todo o mundo[4] e uma parte desta população acometida apresentará déficits motores e de comunicação. O acidente vascular encefálico (AVE) é um dos principais responsáveis pelas desordens de fala e linguagem.

A linguagem é uma habilidade cognitiva altamente nobre, assimétrica e complexa, que nos permite codificar, elaborar e comunicar experiências por meio dos símbolos linguísticos verbais e gráficos.

Danos neurológicos em regiões cerebrais podem afetar a produção e a compreensão oral, além da capacidade de nomear, ler e escrever.

O termo afasia é usado para alterações linguísticas que comprometam a habilidade de expressão, compreensão, nomeação, leitura e escrita. É sempre resultante de um comprometimento cerebral e é caracterizada por uma perda parcial ou total da habilidade linguística previamente adquirida.

Pode ser definida como uma alteração no conteúdo, na forma e no uso da linguagem e de seus processos cognitivos adjacentes, como percepção e memória.[5]

A linguagem está imersa no conjunto das atividades mentais, que contribuem para a formação de uma ampla rede linguístico cognitiva.

Nesta rede linguístico cognitiva, destacam-se três componentes:

1. Cognitivo;
2. Linguístico;
3. Pragmático.

O componente cognitivo refere-se à atenção, aprendizagem, memória e funções executivas, principalmente. O componente linguístico refere-se aos aspectos fonológicos, morfológicos, lexicais, semânticos e sintáticos. Enquanto, os pragmáticos referem-se à manutenção e troca de tópicos em uma conversação e a elaboração do discurso.

## AVALIAÇÃO

É importante ressaltar que a avaliação da linguagem deve abranger, além dos aspectos linguísticos, propriamente dito (fonológico, sintático, semântico e lexical, morfêmicos), um olhar atento para as habilidades cognitivas. Dentre elas, destaca-se a memória de trabalho, a atenção e as funções executivas. Prejuízos destas habilidades podem interferir no funcionamento da comunicação.

A avaliação deve abranger uma rica anamnese com a família e o paciente. Segundo Ortiz,[5] diante de um quadro neurológico, precisamos obter informações para auxiliar no raciocínio clínico, como: nacionalidade, escolaridade, profissão, dominância manual, tipo e localização da lesão, medicamentos que faz uso, hábitos de leitura e escrita prévios, se apresenta melhora espontânea e sobre as atividades de vida diária (AVDs). Além da entrevista dirigida, uma avaliação sobre a funcionalidade da linguagem e o uso de instrumentos formais, objetivando explorar a: expressão verbal, compreensão oral e gráfica, nomeação, definição, automatismos, leitura em voz alta, escrita e cálculos.

Estes instrumentos devem também incluir questionários de qualidade de vida e os aspectos subjetivos da comunicação, ou seja, aqueles relacionados à capacidade comunicativa do paciente em situações informais.

A mensuração dos testes deve ser feita de forma qualitativa e quantitativa, pois, algumas mudanças podem não ser identificadas no formato numérico, mas os familiares e os próprios pacientes conseguem perceber ganhos na forma de se comunicar. Estas duas análises são extremamente relevantes, inclusive para comparações em reavaliações posteriores. A utilização de baterias específicas promove uma comparação do paciente com outros grupos, permitindo uma análise sobre grau de gravidade, comparativamente a uma população específica.

Infelizmente, como apontado por Casarin et al.,[6] há escassez de instrumentos para a avaliação da linguagem, apontando uma importante e restritiva lacuna. Em uma revisão realizada por Pagliarin et al.[7] sobre instrumentos padronizados para avaliação da linguagem em lesões de hemisfério esquerdo (LHE), destaca-se:

Para avaliar a qualidade de vida, destaca-se:

- *Stroke and Aphasia Quality of Life Scale-39* (SAQOL-39);[8]
- *Reability and Validity of the Functional Outcome Questionnaire for Aphasia* (FOQ-A).[9]

Para avaliar os aspectos funcionais da linguagem:

- *American Speech – Language – Hearing – Association Functional Assessment of Communication Skills for Adults*;[10,11]
- *Lille Communication Test*[12] e *Functional Communication Profile* (FCP).[13]

Com relação aos protocolos específicos para a avaliação de linguagem, destaca-se:

- *Boston Diagnostic Aphasia Examination* (BDAE)[14,15]
- *Boston Naming Test,*
- *Token* Test;[16]
- Compreensão sintática – teste TROG-2;[17]
- Bateria Montreal Toulouse de Avaliação da Linguagem (MTL) – Brasil;[18]
- Fluência semântica animal, de acordo com os critérios de Fichman et al.;[19]
- Fluência fonêmica (FAS), de acordo com os critérios de Machado et al.[20]

Para avaliação da leitura e escrita de forma mais específica, além dos protocolos citados, destaca-se:

- *Human Frontier* Science *Program,* (HFSP) leitura em voz alta e de escrita de palavras e não palavras;[21]
- Tarefas de Leitura de Palavras e Pseudopalavras (TLPP) e de Escrita de Palavras e Pseudopalavras (TEPP).[22]

Para avaliação de cálculos:

- Bateria de cálculos: EC-301.[23]

Ao final da avaliação, o fonoaudiólogo deverá sentir-se apto a identificar os sinais e sintomas da linguagem presentes, e como estas manifestações comprometem os aspectos emissivos e compreensivos da comunicação. Associado a isto, informações sobre a escrita, leitura, compreensão gráfica, leitura em voz alta, denominação e a organização do discurso.

Vale ressaltar que, em quadros onde pode ser identificada a presença de parafasias fonêmicas, é fundamental um olhar atento para os aspectos práxicos associados.

Para avaliação das praxias de fala (verbal) e a bucofacial (não verbal), destaca-se:

- Proposta de Protocolo para avaliação da fala.[24]

Embora encontre-se apenas nas versões inglesa, francesa e espanhola, uma ferramenta interessante para a triagem de linguagem em pacientes pós-AVE, na fase aguda (primeiras 24 horas):

- *Language Assessment Screening Test* (LAST).[25]

É a partir de uma avaliação minuciosa e específica destes aspectos linguísticos-cognitivos que o profissional fonoaudiólogo poderá definir diagnóstico, classificar o grau da alteração, estabelecer um prognóstico, objetivos terapêuticos específicos e gerais para conduzir de forma correta a intervenção.

## CLASSIFICAÇÃO

A afasia é classificada a partir das manifestações de linguagem observadas em cada indivíduo. A identificação destes sinais e sintomas possibilita o desenvolvimento de um raciocínio clínico, que será importante no momento de selecionar as estratégias terapêuticas para a reabilitação.

A presença de outros sintomas associados, como hemianopsias, agnosias e hemiparesesias também devem ser observados e descritos pelo profissional avaliador.

Por razões ainda não entendidas, na maioria das pessoas destras, a lateralização da linguagem é no hemisfério esquerdo. Em um estudo realizado por Knecht *et al.*,[26] observaram que a dominância hemisférica para a linguagem foi de 7,5% no hemisfério direito e 92,5% no esquerdo e que esta distribuição foi equivalente em homens e mulheres.

A Sociedade Americana de Fonoaudiologia (ASHA)[10] adotou a classificação das afasias como fluentes e não fluentes, como o proposto por Davis[27] e Goodglass & Kaplan.[14] Esta proposta classifica a afasia em 7 tipos, conforme a Fig. 5-1.

As alterações da produção oral podem ser: anomia, parafasias (semânticas, formal, verbal, fonêmicas e morfêmicas), agramatismo, neologismos, perseverações, estereotipias, circunlóquios, ecolalia, entre outras.

Entende-se por anomia, dificuldade para encontrar/resgatar as palavras. É uma alteração bastante comum nos indivíduos com afasia e que pode comprometer diversas classes de palavras, como os substantivos, os verbos, conectivos e artigos. Esta manifestação promove pausas e interrupções na conversação dos pacientes afásicos, devido à dificuldade de acessar o léxico apropriado. A anomia é uma manifestação comum em todos os tipos de afasia.

As parafasias podem ser de vários tipos e ocorrem quando, há uma troca na escolha das palavras que podem ser da mesma categoria semântica (parafasia semântica: cavalo por boi), da mesma forma (parafasia formal: janela por panela) ou trocas sem relações semânticas ou formais (parafasia verbal: cama por vestido). As parafasias fonêmicas são caracterizadas por alteração na escolha dos fonemas (parafasia fonêmica: sacola por tacola) e as morfêmicas por alteração pela substituição dos morfemas gramaticais das palavras (senhor para senhora), entre outras.

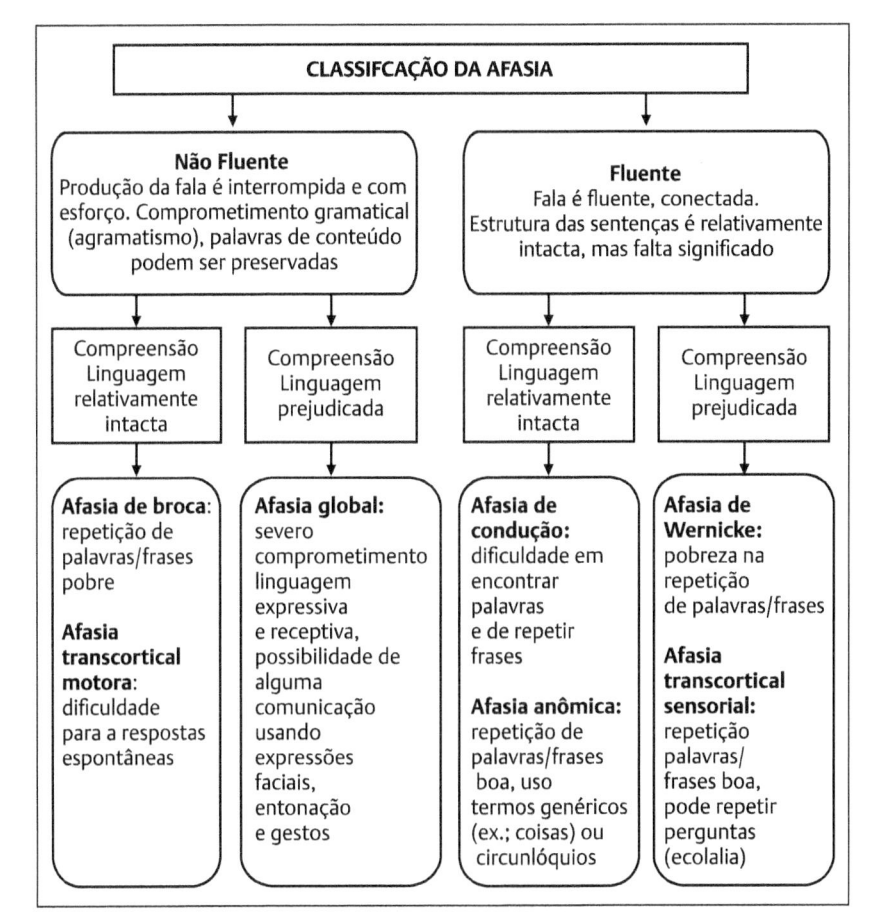

```
                    ┌─────────────────────────────────┐
                    │     CLASSIFCAÇÃO DA AFASIA      │
                    └─────────────────────────────────┘
                          │                    │
          ┌───────────────┴──────┐    ┌────────┴──────────────┐
          │      Não Fluente     │    │        Fluente        │
          │ Produção da fala é   │    │ Fala é fluente,       │
          │ interrompida e com   │    │ conectada.            │
          │ esforço. Comprometi- │    │ Estrutura das         │
          │ mento gramatical     │    │ sentenças é           │
          │ (agramatismo),       │    │ relativamente intacta,│
          │ palavras de conteúdo │    │ mas falta significado │
          │ podem ser preservadas│    │                       │
          └──────┬────────┬──────┘    └────────┬────────┬─────┘
                 │        │                    │        │
        ┌────────┴──┐ ┌───┴──────┐   ┌─────────┴──┐ ┌───┴──────┐
        │Compreensão│ │Compreensão│  │ Compreensão│ │Compreensão│
        │ Linguagem │ │ Linguagem │  │  Linguagem │ │ Linguagem │
        │relativa-  │ │prejudicada│  │relativa-   │ │prejudicada│
        │mente      │ │           │  │mente       │ │           │
        │intacta    │ │           │  │intacta     │ │           │
        └─────┬─────┘ └─────┬─────┘  └──────┬─────┘ └─────┬─────┘
```

| Afasia de broca: repetição de palavras/frases pobre **Afasia transcortical motora**: dificuldade para a respostas espontâneas | Afasia global: severo comprometimento linguagem expressiva e receptiva, possibilidade de alguma comunicação usando expressões faciais, entonação e gestos | Afasia de condução: dificuldade em encontrar palavras e de repetir frases **Afasia anômica:** repetição de palavras/frases boa, uso termos genéricos (ex.; coisas) ou circunlóquios | Afasia de Wernicke: pobreza na repetição de palavras/frases **Afasia transcortical sensorial:** repetição palavras/ frases boa, pode repetir perguntas (ecolalia) |

**Fig. 5-1.** Classificação da Afasia.[10]

O agramatismo é uma alteração do aspecto sintático da linguagem e é uma manifestação muito comum, nos quadros de não fluência. Podem ser identificados devido à ausência de elementos gramáticas, como substantivos, verbos, preposições, artigos e conectivos. O agramatismo também pode estar presente na produção gráfica.

Os neologismos costumam estar presentes nos quadros em que a alteração de compreensão também é identificada e as palavras se tornam ininteligíveis para o interlocutor, como por exemplo: cabide por nape. Quando a fala do afásico se apresenta repleta de neologismos, classifica-se como uma fala jargonofásica, ou seja, repleta de combinações fonêmicas, mas não contém conteúdo linguístico.

As perseverações são caraterizadas pela persistência em ideias ou respostas verbais frente a diferentes estímulos.

Enquanto as estereotipias caracterizam-se por repetições involuntárias, perseverativas ou ritualística, proveniente do movimento de postura ou fala.

Os circunlóquios são caracterizados por produções verbais que não atingem o ponto principal da conversação, ou seja, são superficiais. É comum em pacientes anômicos, que tangenciam o discurso pela dificuldade de resgate lexical.

A ecolalia caracteriza-se pela repetição de palavras ou frases que o indivíduo com afasia ouve, independentemente da preservação da compreensão ou adequação do uso naquele contexto.

Importante destacar que as alterações na repetição de palavras podem ser por alterações no sistema fonológico, enquanto a de frases pode relacionar-se à dificuldade de manutenção de um determinado número de palavras na memória de trabalho.

As alterações de compreensão oral podem apresentar-se de vários graus: para palavras, frases simples, frases complexas e textos.

## REABILITAÇÃO

Neste capítulo, a terapia nas afasias está inserida no contexto de reabilitação cognitiva (RC), que, segundo Wilson,[28] é o processo pelo qual pessoas com lesão cerebral trabalham em conjunto com profissionais e familiares e/ou cuidadores, para remediar ou aliviar déficits cognitivos em decorrência desta lesão. Segundo esta autora, o foco do tratamento está na melhoria dos aspectos da vida cotidiana e, para tanto, devem ser considerados também aspectos emocionais, psicossociais e comportamentais, que podem ser afetados pela afasia ou por fatores pré-lesão.

Além da etiologia da afasia, a identificação dos diagnósticos de manifestação em cada caso é fundamental para estabelecer o processo de RC. Devem ser realizados procedimentos de avaliação formais ou informais que listem todos os sinais e sintomas relacionados à afasia, como descrito previamente neste capítulo. A partir das manifestações identificadas, devem ser estabelecidos objetivos significativos, realistas e potencialmente alcançáveis, centrados no indivíduo, ou seja, todas as metas a serem alcançadas devem ser importantes para o indivíduo com afasia e a construção destas deve ter participação do paciente e dos familiares e/ou cuidadores mais próximos. Neste contexto, o profissional fonoaudiólogo deve desenvolver um planejamento terapêutico personalizado, considerando também a gravidade do comprometimento funcional relacionado e as habilidades residuais apresentadas.

A intensidade e frequência dos procedimentos é um fator-chave para alcançar o efeito da reabilitação, segundo recente estudo de revisão sistemática.[29] Este estudo também aponta melhores resultados em RC realizada na fase aguda ou pós-aguda em indivíduos com afasia. No entanto, são observadas melhoras em indivíduos na fase crônica da afasia, ou seja, mais de um ano de lesão.[30] Outro aspecto importante é a escolha do estímulo. É importante que o fonoaudiólogo dedique extrema importância à escolha do estímulo utilizado em concordância com o(s) objetivo(s) determinado(s). Segundo Chapey,[31] o estímulo é **a parte do tratamento que facilita ou que é largamente responsável pela habilidade do paciente em responder corretamente**. Desta maneira, é imperativo controlar alguns aspectos para a escolha do estímulo adequado.

O conteúdo deve ser de extensão apropriada, assim como significativo quanto ao aspecto emocional, de expectativa e relevante para contexto de vida do paciente. Portanto, deve-se, por exemplo, evitar o uso de estímulos infantilizados, como figuras de desenhos animados para pacientes adultos. E, em relação à forma, deve-se considerar o tamanho do estímulo quando este for visual, seja figura, objeto, palavra ou outro estímulo gráfico, e intensidade sonora quando auditivo, por exemplo. O terapeuta deve controlar os distratores, como o ruído sonoro no ambiente e os **poluídos** visualmente como caricaturas ou figuras/objetos com muitos detalhes desenhados.

Conforme propõe Limongi,[32] o fonoaudiólogo deve eliciar respostas dentro de uma estimulação controlada e intensiva, mas sendo criativo na repetição do estímulo e; destinar atenção ao *feedback* fornecido ao paciente após a resposta do mesmo, para não desmotivá-lo, caso haja erro. Para tanto, sugere-se utilizar a aprendizagem sem erros.[33] Esta técnica consiste em auxiliar o paciente a aprender novas informações sem apresentar erros durante o aprendizado. A ocorrência de erros influencia negativamente na recuperação da informação correta e, com os erros reduzidos ao mínimo durante o treinamento, será facilitada a aprendizagem de novas informações.

Como descrito anteriormente, as afasias são caracterizadas por transtornos emissivos e receptivos, bem com alterações de leitura e da escrita. Neste Capítulo, são propostas intervenções utilizadas na RC em indivíduos com afasia que compõem o planejamento terapêutico apenas na linguagem oral. Reiteramos que as metodologias citadas a seguir sejam feitas conforme a demanda do paciente e não devem ser utilizadas indiscriminadamente.

Para a compreensão, sugere-se iniciar por estímulos mais simples (palavras) e, conforme ocorra a melhora, aumenta-se a complexidade e extensão (frases e textos). O terapeuta deve direcionar ao paciente de maneira multimodal (verbal, gráfica e visual) objetos concretos ou figuras, conforme proposto por Ortiz.[32] Apresentam-se dois estímulos ao indivíduo, para ele identificar apenas um. Estes devem ser contrastados conforme as características psicoacústicas dos sons verbais (intensidade, duração e frequência). Inicia-se com duração, mostrando uma palavra monossílaba e outra polissílaba e, conforme haja acerto, a duração é gradativamente reduzida. Com o acerto de, ao menos 70% em relação à duração, a intensidade pode ser trabalhada, através de palavras da mesma extensão, cujas sílabas tônicas estejam em posições diferentes. Com 70% de acertos quanto à intensidade, a frequência é abordada com contrastes dos fonemas, como ocorre, por exemplo, em *feira* × *cheira*. Com frases, sugere-se que o terapeuta apresente dois estímulos, diferenciando os verbos e, conforme haja a melhora de 70% dos estímulos, deve-se prosseguir com a diferenciação dos sujeitos da oração. Com o avanço da RC, pode-se utilizar orações mais extensas, considerando inicialmente conteúdos mais previsíveis e, posteriormente, não previsíveis. Para textos, sugere-se que o paciente responda perguntas específicas sobre a macro e microestrutura textual, conforme as dificuldades apresentadas. Estas perguntas devem ser associadas previamente a um contexto facilitador.

Para a emissão com parafasias fonêmicas, são indicadas estratégias que permitam o paciente a pensar sobre como as palavras soam, considerando-se o número de sílabas, o fonema inicial, palavras que rimam e o ensaio de palavras durante atividade de nomeação de figuras, leitura ou de repetição. Wambaugh *et al.*,[34] propuseram uma estratégia para facilitar a nomeação em pacientes afásicos a partir do uso de pista fonêmica com apresentação hierárquica sistematizada, de modo que, inicialmente, deverá ser apresentada ao paciente uma figura de um objeto para ele nomear. Após uma resposta incorreta, o terapeuta deverá fornecer verbalmente uma pseudopalavra que rime com o item-alvo. Caso o paciente não emita corretamente o nome do objeto mostrado na figura, o terapeuta deverá fornecer a pista fonêmica na forma do fonema inicial do estímulo-alvo. A etapa final deverá incluir a repetição da palavra-alvo.

Para a emissão com anomias, parafasias semânticas, paráfrases, circunlóquios, ou outras dificuldades de busca de palavras\*, devem ser fortalecidas as representações

---

\* É importante destacar que, para a abordagem das trocas fonêmicas no paciente afásico, o aspecto semântico deve ser estimulado concomitantemente, dado o fato de que há maior eficácia na terapia quando o treinamento explicitamente incorpora tanto informações semânticas quanto fonológicas.

semânticas e as conexões entre as redes semânticas existentes, que conduzem à correta produção da palavra-alvo. Sugere-se, então, abordar em terapia todas as características físicoperceptuais de um determinado estímulo (cor, formato, textura, temperatura, matéria-prima, função, categoria semântica etc). Boyle e Coelho,[35] propuseram o treino da análise do traço semântico *Semantic Feature Analysis Training* (SFA), em que os pacientes são orientados a emitir os traços semânticos relevantes de um determinado objeto ou figura, como categoria, função, propriedades físicas, localização, itens associados e outros. Uma sugestão para que esta atividade fique mais dinâmica é alterná-la entre terapeuta e paciente e quem estiver emitindo os traços semânticos não deverá falar o nome do objeto para que o outro o "adivinhe".

Outra proposta, feita por Chapey,[31] são tarefas de processamento semântico, como categorização de uma figura com a utilização de categorias relacionadas (frutas e legumes, por exemplo), pareamento de palavra à imagem correspondente na presença de distratores semânticos (se o alvo for **milho**, os distratores poderão ser feijão, tomate, abóbora) e resposta a perguntas (sim/não) sobre os atributos semânticos das palavras-alvo ou ainda descrição de traços semânticos, distinguindo os atributos em objetos semelhantes.

Para a emissão oral com alterações morfêmicas (parafasias morfêmicas, agramatismos), sugere-se o *Linguistic Specific Treatment* (LST). Esta abordagem de tratamento aumenta o conhecimento sobre as representações lexicais de verbos e o acesso a elementos lexicais e sintáticos das sentenças.[36] Na prática, por meio de uma série de passos, o terapeuta ensina os pacientes a identificar os componentes de uma frase (por exemplo, sujeito, verbo, objeto) e como **movê-los** para, por exemplo, transformar uma frase na voz ativa para passiva. Inicia-se com verbos que apresentam apenas um componente, como os intransitivos e, gradativamente, aumenta-se a complexidade, conforme o número de componentes. Em essência, os procedimentos envolvem conhecimento metalinguístico das propriedades do verbo, de seus componentes e do **movimento** a ser realizado. Há também a metodologia *Reduced Syntax Therapy* (REST),[37] voltada para pacientes com agramatismo grave. A meta é fazer com que o paciente emita orações da forma mais fluente que conseguir. Ela segue os seguintes critérios: o ponto inicial de cada emissão é um verbo e seus principais complementos; a emissão do verbo poderá ocorrer no infinitivo, sem tempo verbal ou determinação de pessoa e sem os verbos auxiliares; a posição dos complementos obrigatórios (sujeito e objeto) tem que respeitar a posição correta das palavras, considerando-se a sintaxe da Língua; a morfologia sintática deverá ser negligenciada (conjunções, pronomes, concordância verbal) e deverá ser dado foco no treino das categorias principais (verbos, substantivos, adjetivos e preposições).

Para a emissão com neologismos, deve-se entender que estes podem ser o resultado de múltiplos erros fonológicos ou combinações de erros semânticos e fonológicos, ou ainda podem aparecer como uma tentativa de preencher lacunas lexicais com fonemas/grafemas aleatórios e está, em muitos casos, também relacionada à falha de compreensão grave e a erros de automonitoramento. Assim, a terapia relacionada deverá incluir estratégias para melhorar a dificuldade de busca de palavras (anomias e trocas semânticas) e a escolha correta dos fonemas/grafemas relacionados (parafasias fonêmicas). É importante que o paciente apresente adequação da compreensão oral para que ele consiga fazer automonitoramento para impedir ou corrigir o neologismo emitido.[31,38]

Para a emissão com perseveração, uma abordagem indicada é **distrair** o paciente a partir da palavra perseverada, introduzindo um novo assunto ou uma nova tarefa ou ainda fornecer tempo adicional entre duas tarefas sequenciais com o intuito de o paciente acessar outro conteúdo e assim, cessar a perseveração do estímulo. O terapeuta também poderá utilizar estratégias voltadas para melhorar o acesso ao léxico e também falar sem parafasias fonêmicas com o objetivo de melhorar ou mesmo cessar a ocorrência de perseveração, com resposta esperada para médio e longo prazo. É indicado evitar utilizar um estímulo comumente perseverado ao realizar *feedback* ou outra assistência ao paciente pode ser benéfico na RC, pois isso poderá funcionar como um reforço a favor da perseveração.

Para a emissão com estereotipias, deve-se entender que esta manifestação ocorre em decorrência de um ou do conjunto dos seguintes aspectos: prejuízo no acesso semântico, alteração na compreensão dos estímulos e apraxia ideomotora. Assim, cada paciente deverá ser avaliado para determinar qual(is) é(são) a(s) causa(s) da emissão estereotipada e deverão ser aplicadas estratégias específicas.

## CONCLUSÃO

É ampla a variedade de sinais e sintomas linguístico-cognitivos que podem estar presentes em indivíduos após comprometimento neurológico. Cabe ao fonoaudiólogo um conhecimento específico para identificar como os deficits linguísticos podem interferir nos processos cognitivos e vice-versa. Um olhar atento se faz necessário para uma adequada avaliação e intervenção terapêutica.

## REFERÊNCIAS BIBLIOGRÁFICAS

1. Binder JR. The Wernicke area. Neurology. 2015;85:2170-2175.
2. Bogen JE, Bogen GM. Wernicke's region-where is it? Ann NY Acad Sci. 1976;280:834-843.
3. Flinker A, Korzeniewska A, Shestyuk AY, et al. Redefining the role of Broca's area in speech. Proc Natl Acad Sci. 2015;112:2871-2875.
4. Egan RA, Biousse V. Update on ischemic stroke. Curr Opin Ophthalmol. 2000;11:395-402.
5. Ortiz KZ. Distúrbios neurológicos adquiridos – linguagem e cognição. Barueri: Manole; 2005.
6. Casarin FS, Pagliarin KC, Koehler C, et al. Instrumentos de avaliação breve da comunicação: ferramentas existentes e sua aplicabilidade clínica. Rev CEFAC. 2011;13:917-25.
7. Pagliarin KC, Oliveira CR, Silva BM, et al. Instrumento para avaliação da linguagem pós-lesão cerebrovasculares esquerda, São Paulo. Rev CEFAC. 2013;15.
8. Hilari K, Byng S, Lamping DL, Smith SC. Stroke and aphasia quality of life scale- 39 (SAQOL-39): evaluation of acceptability, reliability, and validity. Stroke. 2003;34:1944-1950.
9. Ketterson UT, Blonder LX, Donavan NJ, et al. Reability and Validity of the Functional Outcome Questionnaire for Aphasia (FOQ-A). Reabilitation Psychology. 2008;53:215-223.
10. American Speech-Language-Hearing Association (ASHA).2016.
11. Frattali CM, Thompson C, Holland A, et al. American-Speech-Language- Hearing Association Functional Assessment of Communication Skills for Adults. Rockville, MD: American Speech-Language-Hearing Association. 1995.
12. Rousseaux M, Delacourt A, Wyrzykowski N, Lefeuvre M. TLC: test lillois de communication. Publisher, Ortho édition; 2001.
13. Sarno MT. Functional Communication Profile. New York: New York University Medical Center. 1969.
14. Goodglass H, Kaplan E. The Assessment of Aphasia and Related Disorders. Philadelphia: Lea & Febiger. 1972.
15. Goodglass H, Kaplan E. The assessment of aphasia and related disorders. 2nd ed. Philadelpjia: Lea & Febiger. 1983.
16. De Renzi E, Vignolo LA. The Token Test: a sensitive test to detect receptive disturbances in aphasic. Brain. 1962;85:665-678.
17. Bishop DVM. The Test for Reception of Grammar, version 2 (TROG-2). London: Psychological Corporation; 2003.

18. Parente MAMP, Fonseca RP, Pagliarin KC, et al. MTL-Brasil-Bateria Montreal Toulouse de Avaliação da Linguagem. São Paulo: Vetor Editora; 2016.
19. Fishman HC, Fernandes CS, Nitrini R, et al. Age and educational level effects on the performance of normal elderly on category verbal fluency tasks. Dementia & Neuropsychologia. 2009;3:49-54.
20. Machado TH, Fichman HC, Santos EL, et al. Normative data for healthy elderly on the phonemic verbal fluency task – FAS. Dementia & Neuropsychologia. 2009;3:55-60.
21. Parente MAMP, Ortiz KZ, Soares-Ishigaki E, et al. Bateria Montreal Toulouse de Avaliação da Linguagem (MTL-Brasil). São Paulo: Vetor. Parente MAMP, Hosogi ML, Delgado AP, Lecours, AR. Protocolo de Leitura para o projeto HFSP. São Paulo [Não publicado]. 1992.
22. Rodrigues JC, Miná CS, Salles JF. Tarefa de Escrita de Palavras e Pseudopalavras - TEPP - ANELE 3. São Paulo: Vetor Editora; 2017.
23. Deloche G, Seron X, Larroque C, et al. Calculation and number processing: Assessment battery; role of demographic factors. J Clin Experiment Neuropsychol. 1994;16:195-208.
24. Martins FC, Ortiz KZ. Proposta de protocolo para avaliação da apraxia de fala. Fono Atual. 2004;30:53-61.
25. Flamand-Roze C, Falissard B, Roze E, et al. Validation of a New Language Screening Tool for Patients With Acute Stroke The Language Screening Test (LAST). Stroke. 2011;42:1224-1229.
26. Knecht S, Deppe M, Dräger B, et al. Language lateralization in healthy right-handers. Brain 2000;123:74-81.
27. Davis GA. Aphasiology: Disorders and clinical practice (2nd ed.). Needham Heights, MA: Allyn & Bacon. 2007.
28. Wilson BA. Neuropsychological rehabilitation. Ann Rev Clin Psychol. 2008;4:141-62.
29. Cicerone KD, Langenbahn DM, Braden C. Evidence-Based cognitive rehabilitation: updated review of the literature from 2003 through 2008. Arch Phys Med Rehabil. 2011;92:519-30.
30. Stahl B, Mohr B, Büscher V. Efficacy of intensive aphasia therapy in patients with chronic stroke: a randomised controlled trial. J Neurol Neurosurg Psychiatry 2018;89.
31. Chapey R. Language intervention strategies in aphasia and related neurogenic communication disorders. Baltimore: Lippincott Williams & Wilkins; 2008.
32. Ortiz KZ. Distúrbios neurológicos adquiridos – linguagem e cognição. Barueri: Manole. 2009.
33. Wilson BA. Errorless learning in the rehabilitation of memory impaired people. Neuropsychological Rehabilitation. 1994;4:307-26.
34. Wambaugh JL. Effects of two cueing treatments on lexical retrieval in aphasic speakers with different levels of deficit. Aphasiology. 2001;15:10933-50.
35. Boyle M, Coelho CA. Application of semantic feature analysis as a treatment for aphasic dysnomia. Am J Speech-Language Pathol. 1995;4:94.
36. Thompson CK, Ballard KJ, Shapiro LP. The role of syntactic complexity in training wh-movement structures in agrammatic aphasia: optimal order for promoting generalization. J Internat Neuropsychol Society 1998;4:661-74.
37. Springer L. Agrammatism: deficit or compensation? Consequences for aphasia therapy. Neuropsychol Rehabilitat 2000;10:279-309.
38. Peña-Casanova J, Pamies MP. Reabilitação da afasia e transtornos associados. Barueri: Manole; 2005.

# TRATAMENTO EM MOTRICIDADE OROFACIAL – PRESCRIÇÃO DE EXERCÍCIOS CONFORME OS PRINCÍPIOS DO TREINAMENTO MUSCULAR

Luciana Ulhôa

## INTRODUÇÃO

Na atuação em motricidade orofacial o terapeuta vai reabilitar alterações miofuncionais orofaciais, distúrbios da articulação temporomandibular (ATM), apneia obstrutiva do sono, paralisia facial, disfagia, distúrbios de fala e respiração, dentre outros. Para isto, os terapeutas utilizam exercícios que envolvem os músculos mímicos, da mastigação, da língua, do palato mole e da faringe.[1]

A terapia miofuncional orofacial (TMO) é composta por técnicas e procedimentos que modificam os padrões musculares e funcionais do sistema estomatoglossognático e interferem nas funções de respiração, sucção, mastigação, deglutição e fala.[2]

Quando o fonoaudiólogo começa a realizar atendimentos na área de motricidade orofacial, não é incomum ele se deparar com algumas dúvidas. Dentre elas: Qual será o melhor exercício para aquele caso? Quantas séries e quantas repetições devo indicar? Começo com 3 × 10? Qual tipo de contração é mais adequada, isométrica ou isotônica? Será que o músculo-alvo está sendo estimulado nesse exercício? Quando devo trocar os exercícios? Por que será que os resultados esperados não foram alcançados? Algumas vezes, o fonoaudiólogo deseja que alguém o diga **o que fazer** e **como fazer** para tratar aquele caso. As dúvidas em relação ao tratamento na área de motricidade orofacial são muitas e eu não pretendo esgotá-las aqui, apenas trazer algumas informações e reflexões que possam ajudar a elucidá-las.

Na graduação em Fonoaudiologia, geralmente as disciplinas de anatomia, neuroanatomia e fisiologia são cursadas nos anos iniciais do curso. É comum que o aluno não consiga fazer a aplicação daquele conhecimento nas etapas finais da formação, quando começa a prática clínica. A maioria dos cursos não possui uma fisiologia aplicada ao exercício, nem ao sistema muscular e às funções do sistema estomatoglossognático. A fisiologia geral, normalmente não é aprofundada o suficiente para atender às necessidades clínicas do futuro fonoaudiólogo. Outro aspecto relevante é que os docentes que ministram as disciplinas básicas, muitas vezes não são fonoaudiólogos ou não conhecem com detalhes a atuação profissional do fonoaudiólogo, portanto, não conseguem direcionar o conteúdo teórico-prático das disciplinas de maneira mais aplicada.

As dúvidas na prescrição dos exercícios terapêuticos podem também relacionar-se a uma questão de desenvolvimento de habilidades. Ter conhecimento teórico é bem diferente de desenvolver uma habilidade prática. Atender pacientes, requer habilidades práticas que muitas vezes levam tempo para serem desenvolvidas. Dentre essas habilidades, podemos descrever a avaliação do sistema estomatoglossognático do paciente, definição das melhores estratégias terapêuticas para cada caso, observação do desempenho do paciente durante a prática de exercícios, reavaliação sistemática das funções e, sempre que necessário, a redefinição do planejamento terapêutico. A vivência prática, baseada em uma boa formação profissional são aliadas no desenvolvimento das habilidades clínicas.[3]

Vale ainda ressaltar que os músculos da face e do sistema estomatoglossognático, embora sejam músculos estriados esqueléticos, possuem particularidades que os distinguem dos demais músculos do corpo. As unidades motoras são pequenas, tendo uma relação de aproximadamente 25 fibras musculares por motoneurônio, permitindo maior coordenação e precisão de movimento. Entretanto, devido ao pequeno tamanho dos músculos e a proximidade entre eles, torna-se difícil a contração isolada dos mesmos, assim os movimentos ocorrem em função da ação simultânea de diferentes músculos.[4] As particularidades desses músculos fazem com que o uso de princípios de exercícios não específicos a eles interfira negativamente nos resultados do tratamento. É de fundamental importância que os exercícios utilizados nos atendimentos de motricidade orofacial tenham maior especificidade e adaptação às características particulares dos músculos da face e do sistema estomatoglossognático.[5,6]

A plasticidade muscular possibilita que a prática de exercícios tenha efeitos sobre a forma e a função dos músculos esqueléticos, mas para que isto ocorra é preciso compreender a anatomia dos músculos e respeitar os princípios do treinamento muscular.[4,7] No planejamento das terapias, na área de motricidade orofacial, deve-se levar em conta o tipo de ação muscular, a intensidade, o volume, tipo de exercício, número de séries e repetições e a frequência de treinamento. De acordo com o *American College of Sports Medicine*,[8] o treinamento físico corporal e a prática de exercícios consistem basicamente na aplicação de sobrecargas aos sistemas musculoesqueléticos. Sobrecarga deve ser entendida como uma solicitação de função acima dos níveis habituais, sendo, portanto, uma situação de estresse que leva à desestruturação tecidual. Exercícios que não exijam que o sistema neuromuscular trabalhe além do nível habitual não serão capazes de gerar adaptações.[7,9] A plasticidade ocorre também em relação às adaptações do tecido muscular à falta de atividade. *Detraining* é a resposta muscular à imobilização ou redução da sua atividade. A literatura aponta que um treinamento de força pode gerar resultados após 6 a 12 semanas. As adaptações do *detraining* ocorrem em cerca de quatro semanas, sendo, portanto, mais rápidas do que as adaptações do treinamento. As adaptações do *detraining* são: atrofia, redução da força e mudança no tipo de fibras e metabolismo muscular.[7]

A maior parte dos estudos que aborda a fisiologia do exercício é direcionada aos fisioterapeutas e educadores físicos e tratam da musculatura do corpo. Na literatura científica, estudos sobre o treinamento muscular das estruturas orofaciais ainda são escassos e os trabalhos que citam as metodologias empregadas na terapêutica mioterápica dessas estruturas não são frequentes.[4] Ainda hoje, a escolha dos exercícios é baseada em achados de um número reduzido de estudos, estudos de caso, artigos com números amostrais reduzidos, artigos que não descrevem detalhadamente a metodologia e nem os parâmetros dos exercícios utilizados.[1] Esse cenário deixa o fonoaudiólogo diante de um grande desafio, uma vez que o profissional sabe que o sucesso do treinamento muscular depende da aplicação dos princípios de treinamento muscular, no entanto, são poucos os estudos disponíveis que respaldem essa prática clínica.

Entendendo um pouco a fisiologia muscular, sabemos que os músculos estriados esqueléticos são compostos de sarcômeros que são as menores unidades funcionais envolvidas na contração muscular. Os sarcômeros são compostos por actina e miosina que são proteínas organizadas em uma complexa matriz. Durante a contração muscular, os filamentos de proteínas deslizam uns sobre os outros. A capacidade de gerar força e resistência são determinadas pelas características das fibras musculares e o metabolismo das mesmas para gerar energia. Os músculos do corpo humano são compostos prioritariamente por fibras tipo I e tipo II. Fibras tipo I são de contração lenta e mais resistentes à fadiga, em geral possuem diâmetro menor que as fibras tipo II. As fibras tipo II são mais adaptadas para geração de força, no entanto, são mais susceptíveis à fadiga. Todos os músculos possuem os dois tipos de fibras, mas um dos tipos geralmente predomina. Músculos chamados tônicos ou posturais possuem predominantemente fibras tipo I e os músculos fásicos, aqueles mais usados em atividades de força possuem predominantemente fibras tipo II. Músculos da boca, faringe e laringe possuem ambos os tipos de fibras. O tipo de fibra predominante influencia na atividade funcional da musculatura, por exemplo, a produção da fala exige da musculatura anterior da língua, movimentos rápidos, repetidos, com pequena força e muita velocidade. Por outro lado, a parte posterior da língua e os músculos constritores faríngeos realizam contrações rápidas, mas com maior grau de força para realização dos movimentos relacionados à deglutição. Essas características distintas devem-se às composições das fibras musculares serem distintas no ápice e na base da língua e a indicação do exercício deve considerar as características funcionais dessas estruturas.[7]

A seguir, serão descritos os principais conceitos e princípios do treinamento muscular para que o fonoaudiólogo possa planejar sua prescrição de exercícios considerando esses fatores.

## PRINCIPAIS CONCEITOS E PRINCÍPIOS DO TREINAMENTO MUSCULAR
### Conceito de Força

A força desenvolvida por um músculo é proporcional à quantidade de unidades motoras ativadas durante aquela contração muscular. Estas unidades motoras são recrutadas de acordo com o princípio do tamanho, isto é, das menores para as maiores unidades.[8] As alterações na força são resultantes das modificações na forma em que o sistema nervoso é ativado e não apenas de mudanças estruturais no músculo. A melhora no desempenho pode resultar de um recrutamento de um número maior de unidades motoras do músculo ou de uma melhora na velocidade e coordenação do recrutamento motor. Os ganhos iniciais da musculatura submetida ao treinamento incluem adaptações neurais como aumento do recrutamento das fibras e da frequência de descarga dos potenciais de ação, diminuição na co-contração da musculatura antagonista e aprendizagem do movimento. É por esse motivo que podemos observar melhora no desempenho do exercício logo após os primeiros dias de prática dos mesmos. Esses ganhos podem refletir na melhora da força, coordenação e precisão dos movimentos.[1,7] O sistema neuromotor pode sofrer modificações devido às experiências e essa reestruturação pode ocorrer tanto em nível central quanto periférico. Apenas após 6-8 semanas de treino é que as adaptações no tecido muscular passam a ocorrer.[9] Com a continuidade do programa de treinamento, as adaptações musculares podem refletir em mudanças morfológicas provocando aumento da densidade capilar com aumento suprimento vascular, aumento no diâmetro das fibras e até mesmo mudanças no metabolismo e arquitetura da fibra muscular.[10]

## Fadiga

A fadiga muscular pode ser definida como a redução, induzida pelo exercício, da capacidade do sistema neuromuscular gerar força, trabalho ou potência. A fadiga pode estar relacionada a fatores neurológicos, metabólicos, eletrofisiológicos, mecânicos, entre outros, que interferem no funcionamento sincronizado entre o sistema nervoso central e as vias periféricas. Para observar a fadiga, deve-se mensurar a quantidade de vezes que o paciente repete uma contração muscular ou monitorar a dificuldade em manter a qualidade da repetição.[11] Algumas condições neurológicas com impacto nas funções orais (como a miastenia gravis) merecem atenção redobrada neste sentido, uma vez que a fadiga muscular pode piorar o quadro clínico do paciente. A literatura aponta que os principais sinais de fadiga são: tremor, queixa de cansaço e/ou dor, redução da amplitude dos movimentos e observação de movimentos compensatórios. O treinamento muscular, na área de motricidade orofacial, geralmente, atua em níveis abaixo da fadiga, portanto, para que o exercício seja eficiente ele não precisa atingir o limite do desempenho muscular.[12]

O esforço gerado pelo exercício que não exija que o sistema neuromuscular atinja níveis acima dos usuais, não vai estimular as adaptações dos músculos. As adaptações musculares ocorrem para acomodar a demanda crescente.[7] Assim, é preciso deixar bem claro que o terapeuta deverá ajustar sistematicamente os parâmetros dos exercícios para que a musculatura continue a ser estimulada durante o tratamento fonoaudiológico. É mais eficiente fazer os ajustes nos parâmetros de prescrição dos exercícios do que realizar constantes trocas de exercícios. Quando o fonoaudiólogo troca muito os exercícios entre as sessões, ele pode limitar os resultados da terapia miofuncional orofacial e até mesmo não ter clareza dos seus objetivos terapêuticos.

## Tipos de Contrações Musculares

Os músculos esqueléticos apresentam dois tipos básicos de contração: a isotônica e a isométrica. A contração isotônica ocorre quando uma extremidade do músculo está fixa e a outra, móvel, contra uma força constante, determinando a diminuição do tamanho do músculo e consequente movimento do seguimento a que está fixado. Já a isométrica ocorre quando as duas extremidades musculares estão fixas, determinando o aumento da tensão ou força, sem haver encurtamento do músculo ou movimento perceptível.[13] Os músculos faciais, por serem estriados esqueléticos, estão habituados a esses dois tipos de contração, porém, diferenciam-se dos demais, sendo que muitas de suas fibras inserem-se diretamente na pele. A grande maioria das contrações não é puramente isométrica ou isotônica, mas sim um padrão misto das duas.[14] No treinamento muscular, os conceitos de recrutamento de fibras musculares e sobrecargas progressivas auxiliam na promoção da adequação da força muscular, sendo indicada na literatura a utilização de exercícios isotônicos e isométricos de forma hierárquica. Assim, os isotônicos, por exigirem um tempo de contração muscular menor (sendo, portanto, mais fáceis), devem ser realizados primeiro com objetivo de preparar a musculatura para um posterior tempo de contração mais prolongado, quando são inseridos os exercícios isométricos.[8]

Para começar a descrever os parâmetros, vamos abordar a intensidade do treinamento. A **intensidade** envolve carga ou resistência colocada no músculo durante sua contração, o volume ou a quantidade de repetição do exercício e a duração do treinamento muscular.

Vamos detalhar sobre carga: os exercícios de contra-resistência são importantes no trabalho de fortalecimento muscular, e são aplicados com auxílio de sobrecargas progressivas empregadas em contra-resistência ao movimento.[8] Na clínica fonoaudiológica os recursos para empregar carga nos exercícios ainda são escassos e exigem muitas vezes adaptações de materiais e dificuldades em quantificar o grau de força exigida durante o treino. Mesmo que a sobrecarga seja imposta de maneira adaptada e não muito objetiva ela precisa ser progressiva. Alguns estudos atuais apontam equipamentos que permitem mensuração mais objetiva, tais como o *Iowa Oral Performance Instrument* (IOPI) para exercícios de língua e o *Expiratory Muscle Strenght Training* (EMST), para treinamento dos músculos respiratórios e da deglutição.[7] Outro parâmetro importante para a intensidade é a repetição e o volume, ambos envolvem a maneira como o esforço muscular será estruturado durante a prática do exercício. O volume de exercícios pode ser modificado ajustando o número de contrações realizadas em sequência, o total de séries completadas e o período de repouso entre as séries, além do número de dias de exercícios por semana e o número de semanas de treinamento. Séries, repetições e tempo de intervalo: para definir esses parâmetros é preciso uma lógica que equilibre número de séries e de repetições. Para exemplificar, vamos descrever uma hipótese na qual os exercícios serão feitos em 3 × 12. Nessa hipótese, temos 3 séries de 12 repetições cada, totalizando 36 contrações musculares. O número de contrações musculares realizadas em sequência é o número de repetições. O conjunto dessas contrações é uma série. Entre as séries, faz-se um intervalo para recuperação das condições metabólicas do músculo. Quando o músculo está na fase inicial de treinamento, e tem grau de força reduzido, indicam-se mais séries com menos repetições para que o músculo tenha mais intervalo de descanso (Exemplo: 4 × 8). À medida que o músculo melhora o desempenho e ganha força, aumenta-se o número de repetições (4 × 12), em seguida pode-se reduzir o número de séries e aumentar o número de repetições para que o músculo seja mais exigido, tendo menor intervalo de descanso (3 × 16). O exercício também pode progredir se o terapeuta mudar o tipo de contração muscular de isotônica para isométrica. Pode também optar por realizar o exercício contra-resistência, incluindo alguma carga ao movimento realizado. Nas duas situações o terapeuta terá que reajustar o volume de exercícios.[9] Repetição dos exercícios: Pesquisas na área da Fonoaudiologia e treinamento miofuncional orofacial obtiveram respostas satisfatórias com uma frequência de treinamento dos exercícios de 2 a 3 vezes por dia obtendo melhoras significativas no restabelecimento miofuncional.[1] A literatura ainda não aponta com precisão quantas vezes por semana deve ser realizado o treinamento muscular das estruturas orais, faríngeas e mastigatórias.[7]

## Especificidade

Como já foi dito anteriormente, as mudanças no desempenho geral de uma estrutura devido à prática de exercícios, envolve complexas adaptações tanto do sistema central quanto do periférico. O tratamento em motricidade orofacial baseia-se na terapia funcional e mioterapia. As duas abordagens são complementares e importantes para que os melhores resultados terapêuticos sejam alcançados. No entanto, a terapia funcional preconiza que uma função de fala, mastigação, deglutição, respiração ou sucção só pode ser desenvolvida ou restabelecida com treinamento específico da mesma.[9] A literatura científica aponta a importância de inclusão de tarefas específicas/funcionais no treinamento. Os melhores ganhos para uma atividade específica são alcançados quando essa atividade é treinada de maneira mais próxima possível à realidade. A especificidade também está relacionada ao aprendizado motor.[4] Portanto, se o fonoaudiólogo quer treinar a deglutição do paciente, precisa fazê-lo deglutir e se quiser treinar a fala, deve estimulá-lo a falar.

## Transferência

É um conceito bem intrigante e refere-se à capacidade de um treinamento cruzado e não específico promover melhora funcional. Ele ocorre uma vez que algumas funções orgânicas possuem substratos neurais e musculares em comum, assim, o treinamento de força de uma musculatura pode promover melhora em uma função que não foi diretamente treinada. Para exemplificar, vamos pensar no treinamento com o EMST que atua diretamente sobre os músculos respiratórios, mas impacta positivamente também na função de deglutição. Podemos observar o mesmo princípio na aplicação do método *Lee Silverman Voice Treatment* (LSVT), cujo programa foca exercícios vocais, mas é capaz de promover melhoras na função de deglutição dos parkinsonianos.

Depois de descritos os principais conceitos e parâmetros envolvidos na prescrição de exercícios, é importante sempre termos em mente que não é a escolha "daquele" exercício que garantirá os resultados da terapia. Além de acertar na escolha do exercício, aquele específico para a estrutura e função-alvo, é preciso que o mesmo seja prescrito de acordo com os princípios científicos do treinamento muscular e que se faça um bom controle das variáveis como séries, repetições, intensidade, intervalo de recuperação e frequência de treinamento. O conhecimento profundo da anatomia muscular e da fisiologia das estruturas estomatoglossognáticas também se faz necessário para que as estratégias escolhidas gerem os resultados esperados no tratamento de motricidade orofacial.[12]

Estudos de Coutrin[9] e Torres[12] investigaram o conhecimento dos fonoaudiólogos sobre os parâmetros da fisiologia do exercício e mostraram que ainda é deficiente o domínio desses conceitos pelos profissionais que atuam na clínica de motricidade orofacial. Um programa de tratamento para as estruturas do sistema estomatoglossognático que utilize sempre os mesmos exercícios ou que varie os exercícios, mas não considere os ajustes dos parâmetros fisiológicos, pode não ser tão eficaz quanto um programa que utilize a variação desses parâmetros e que produza maior estresse no sistema neuromuscular. Ferreira *et al.*[1] realizou uma revisão com o objetivo de analisar a literatura científica sobre fisiologia e efeitos dos exercícios fonoaudiológicos utilizados nos tratamentos de alterações da Motricidade Orofacial e concluiu que o conhecimento sobre os efeitos musculares dos exercícios empregados pelos clínicos é pouco aprofundado e ainda não há evidência científica suficiente para determinar a frequência em que estes devem ser realizados. Em geral, os pesquisadores verificaram a eficácia de programas terapêuticos, contudo, não é possível saber se os exercícios empregados no programa são eficazes individualmente e qual a frequência e maneira de realização que garantem o alcance dos objetivos propostos.

Na literatura científica ainda são escassos os estudos fonoaudiológicos sobre treinamento muscular, sendo primordial que as pesquisas em Fonoaudiologia que envolvam exercícios miofuncionais orofaciais investiguem e descrevam com mais detalhamento as metodologias envolvidas na terapia miofuncional orofacial.[12,15]

Acredita-se que os dados, muitas vezes controversos, nas diferentes pesquisas realizadas na área de treinamento miofuncional orofacial, as insuficientes publicações e pesquisas científicas especializadas, bem como a falta de uma normalização e controle dos exercícios de motricidade orofacial, sejam responsáveis pela inúmera diversidade de atuação metodológica nos profissionais da área, que até hoje encontra-se centrada em uma metodologia terapêutica baseada na prática clínica.[9,12]

Todo campo recente de atuação envolvendo técnicas específicas requer pesquisas mostrando os reais benefícios de cada terapêutica. Muito já evoluímos nesse sentido, mas a prática baseada em evidências ainda é um desafio imposto aos fonoaudiólogos que atuam na área de motricidade orofacial.

## REFERÊNCIAS BIBLIOGRÁFICAS

1. Ferreira TS, et al. Fisiologia do exercício fonoaufiológico: uma revisão crítica da literatura. J Soc Bras Fonoaudiologia, São Paulo. 2011;23(3):288-296.
2. Kayamori F, Bianchini EMG. Efeitos da terapia miofuncional orofacial em adultos quanto aos sintomas e parâmetros fisiológicos dos distúrbios respiratórios do sono: revisão sistemática. Revista CEFAC, São Paulo. 2017;19(6):868-878.
3. Panúncio-Pinto MP, Troncon LEA. Avaliação do estudante: aspectos gerais. Medicina, Ribeirão Preto. 2014;47(3):314-23.
4. Clark HM. Neuromuscular treatments for speech and swallowing: a tutorial. Am J Speech-Language Pathol. 2003;12(4):400-415.
5. Diels HJ. New concepts in nonsurgical facial nerve rehabilitation. Adv Otolaryngol Head Neck Surg. 1995;9:289-315.
6. Jardini RSR. Uso do exercitador labial: estudo preliminar para alongar e tonificar os músculos orbiculares orais. Pro-Fono. 1999;11(1):8-12.
7. Burkhead LM, Sapienza CM, Rosenbek JC. Strength-training exercise in dysphagia rehabilitation: principles, procedures, and directions for future research. Dysphagia. 2007;22(3):251-265.
8. American College of Sports Medicine. American College of Sports Medicine position stand: progression models in resistance training for healthy adults. Med Sci Sports Exerc. 2002;34(2):364-380.
9. Coutrin G, et al. Treinamento muscular na face: a prática dos fonoaudiólogos de Belo Horizonte. Rev Soc Bras Fonoaudiol. São Paulo. 2008;13(2).
10. Silverthorn DU. (Coord.) Fisiologia humana: uma abordagem integrada. 2. ed. São Paulo: Manole. 2003:345-382.
11. Enoka RM, Duchateau J. Muscle fatigue: what, why and how it influences muscle function. J Physiol. 2008;586(1):11-23.
12. Torres GMX, César CPHAR. Fisiologia do exercício na motricidade orofacial: conhecimento sobre o assunto. Revista CEFAC, São Paulo. 2019;21(1).
13. Assencio-Ferreira VJ. Neuroanatomia e neurofisiologia do movimento. In: RAHAL, Adriana. ONCINS, Maristella Cecco. (Orgs). Eletromiografia de superfície na terapia miofuncional. São José dos Campos: Pulso. 2014:25-40.
14. Zemlim WR. Princípios de anatomia e fisiologia em fonoaudiologia. 4. ed. Porto Alegre: Artmed; 2000.
15. Rahal A. Exercícios utilizados na terapia de motricidade orofacial (quando e por que utilizá-los). In: MARCHESAN, Irene Queiroz. SILVA, Hilton Justino; Berretin-Felix, G. (Orgs). Terapia fonoaudiológica em motricidade orofacial. São José dos Campos: Pulso; 2013:43-49.

# FONOAUDIOLOGIA E AMAMENTAÇÃO

CAPÍTULO 7

Camila Dantas Martins ▪ Camila Alexandra Vilaça Ramos

## INTRODUÇÃO

A prática do aleitamento materno deve ser feita de forma exclusiva por seis meses e o aleitamento acrescido de alimentos complementares até os dois anos de vida ou mais.[1,2]

As políticas de saúde pública relacionadas à amamentação estabelecem ações assistenciais de apoio que apresentam estratégias importantes para o início e a manutenção do aleitamento.[3,4] Entretanto, os índices alcançados ainda continuam bem distantes dos recomendados. Na última década, menos de 40% dos bebês praticaram o aleitamento exclusivo por seis meses.[3,5] Esse dado aponta para a necessidade de ampliação das habilidades de apoio ao manejo da amamentação por parte dos profissionais de saúde junto às lactantes continuamente.[5,6]

O leite materno é um alimento completo, possui anticorpos capazes de aumentar a imunidade do bebê, diminuindo assim o risco de mortalidade infantil, além de promover o vínculo entre mãe e filho. Outros benefícios da amamentação para o bebê incluem a proteção contra infecções do trato gastrointestinal e respiratória, alergias, hipertensão, colesterol alto e diabetes.[1]

A atuação em amamentação é multiprofissional e interdisciplinar, uma vez que a amamentação é influenciada por aspectos multifatoriais, como o biológico, cultural, emocional, social e econômico. Assim, muitos são os aspectos que podem levar às dificuldades com a amamentação e consequentemente ao desmame precoce.[7,8]

Entende-se por manejo clínico, as ações e os cuidados assistenciais para o estabelecimento do aleitamento materno, produção láctea, tratamento e prevenções de agravos.[9] Alguns problemas enfrentados pelas nutrizes durante o aleitamento materno, se não forem precocemente identificados e tratados, podem ser importantes causas de desmame precoce. Os profissionais de saúde têm um papel importante na prevenção e no manejo dessas dificuldades.

A Fonoaudiologia atua em todos os níveis de atenção à saúde, com ações de promoção, proteção e recuperação da saúde. A atuação do fonoaudiólogo relacionada à amamentação abrange orientações para as mães, identificação de hábitos orais inadequados do bebê e terapia fonoaudiológica.[10]

Para a indicação de condutas que favoreçam a prática e o manejo correto da amamentação é necessário que o profissional tenha conhecimento da anatomofisiologia das mamas e da produção láctea, bem como das características anatômicas e funcionais do recém-nascido. É importante uma avaliação adequada da puérpera, do bebê, da díade e do contexto em que eles estão.

## PRINCIPAIS DIFICULDADES RELACIONADAS À PUÉRPERA E SEU MANEJO
### Ingurgitamento Mamário
O ingurgitamento mamário pode prejudicar a amamentação e levar ao desmame precoce. A literatura apresenta diversas técnicas de tratamento do ingurgitamento, entretanto, não há um consenso na literatura quanto à melhor terapêutica.

O ingurgitamento mamário muitas vezes pode gerar desconforto, febre e mal-estar. As mamas podem apresentar-se distendidas, com áreas avermelhadas, edemaciadas e brilhantes, sendo mais frequente do 3º ao 5º dia após o parto.

Os fatores de risco para o ingurgitamento mamário estão relacionados ao início tardio da amamentação, mamadas infrequentes e de pouca duração, utilização de suplementos e sucção ineficiente do recém-nascido.[11]

O manejo clínico do ingurgitamento envolve medidas como massagens da aréola para a base das mamas, com movimentos circulares; amamentação em livre demanda; uso de analgésicos sistêmicos/anti-inflamatórios; de sutiã com alças largas, para manter os ductos em posição anatômica, além de folha de repolho ou compressa fria após as mamadas.[3,12]

Novas tecnologias têm sido usadas para tratamento do ingurgitamento mamário, como o *laser* e a bandagem elástica. O uso do *laser*, com comprimento de onda infravermelho e dose baixa na região axilar, tem se mostrado eficaz para estimular a drenagem do edema da mama.[13] A bandagem elástica também tem se mostrado eficaz no tratamento do ingurgitamento mamário. Este recurso, quando aplicado na área afetada, favorece a drenagem linfática, reduzindo o edema e a dor.[14] No entanto, para uso de tais recursos, o profissional da área da saúde deverá ter uma formação específica.[15]

### Mamilos Invertidos/Planos
Mamilos planos ou invertidos podem dificultar o início da amamentação, mas não necessariamente a impedem. Tentar diferentes posições para amamentar, para ver em qual delas a mãe e o bebê adaptam-se melhor; mostrar à mãe manobras que podem ajudar a aumentar o mamilo antes das mamadas, como sucção com bomba manual, elétrica ou seringa de 10 mL ou 20 mL adaptada (cortada para eliminar a saída estreita e com o êmbolo inserido na extremidade cortada), são medidas eficazes. O uso da seringa invertida é indicada pelo ministério da saúde que recomenda essa técnica antes das mamadas e nos intervalos se assim a mãe o desejar. O mamilo deve ser mantido em sucção por 30 a 60 segundos, ou menos, se houver desconforto.[12,16]

A utilização de protetores de mamilo não tem sido recomendada,[12] uma vez que tais utensílios podem dificultar a pega correta da aréola, visto que o bebê mantém a boca mais fechada e a língua posteriorizada. Para que possa retirar o leite da mama, o bebê faz uma pressão intraoral maior, o que pode causar desconforto materno e até mesmo dificultar ou levar a perda de peso. A curto prazo, observa-se diminuição da produção láctea como consequência do esvaziamento inadequado da mama.

### Fissura Mamilar
Nos primeiros dias após o parto, algumas mulheres referem dor nos mamilos no início das mamadas, devido à forte sucção do bebê.

A causa mais comum de dor para amamentar deve-se a lesões nos mamilos por posicionamento e/ou pega inadequados. Outras causas incluem mamilos curtos, planos ou invertidos, disfunções orais na criança, alterações no frênulo lingual, uso inadequado de bombas de extração de leite, não interrupção adequada da sucção da criança quando for necessário retirá-la do seio, uso de cremes, pomadas e/ou óleos, uso de protetores de mamilo e exposição prolongada a forros úmidos.[1,4]

A prevenção das fissuras do complexo aréolo mamilar é primordial, uma vez que configuram-se como uma importante causa de desmame. Amamentação com técnica adequada; cuidados para que os mamilos mantenham-se secos; evitar o uso de óleos, pomadas, coberturas que retiram a proteção natural do mamilo; ordenha manual da aréola antes da mamada, se ela estiver ingurgitada; introdução do dedo mínimo pela comissura labial do bebê, se for preciso interromper a mamada e evitar o uso de protetores de mamilo, são medidas eficazes na tentativa de prevenir as rachaduras mamárias.[2,11,16]

As lesões de mama podem ser muito dolorosas e, com frequência, são a porta de entrada para fungos, vírus e bactérias. Por isso, além de corrigir o problema que está causando a dor mamilar, faz-se necessário intervir para aliviar a dor e promover a regeneração tecidual.

Medidas como iniciar a amamentação pela mama menos afetada, ordenhar um pouco de leite antes da mamada, o suficiente para desencadear o reflexo de ejeção de leite; uso de diferentes posições para amamentar, reduzindo a pressão nas áreas machucadas; e uso de analgésicos visam minimizar o estímulo nos receptores da dor localizados na derme do mamilo e da aréola.[1,4,12]

A fotobiomodulação visando acelerar o processo de regeneração tecidual e analgesia tem-se mostrado recurso terapêutico importante na prevenção ao desmame precoce.[14]

O uso de leite materno ordenhado é controverso, visto que não há evidências científicas suficientes comprovando a sua eficácia.[12]

## Candidíase Mamária

A candidíase mamária refere-se à infecção da mama no puerpério por *Candidas*. A infecção pode atingir só a pele do mamilo e da aréola ou comprometer os ductos lactíferos.[1,4]

São fatores predisponentes a umidade e lesão dos mamilos e uso, pela mulher, de antibióticos, contraceptivos orais e esteroides. Na maioria das vezes, é a criança quem transmite o fungo à puérpera.[12,16]

Tal infecção costuma manifestar-se por coceira, sensação de queimação, ardência e dor em fisgadas, pontadas ou agulhadas nos mamilos, antes, durante ou após as mamadas. A pele dos mamilos e da aréola pode apresentar-se avermelhada, brilhante ou apenas irritada ou com leve descamação. É muito comum a criança apresentar crostas brancas orais.[1,2,4,12]

São medidas preventivas manter os mamilos secos e arejados e expô-los à luz por 5 a 10 minutos, antes das 10 ou após as 16 horas.

É importante salientar que a mãe e bebê devem ser tratados simultaneamente, mesmo que a criança seja assintomática. O tratamento inicialmente é tópico, com nistatina, clotrimazol, miconazol ou cetoconazol por 2 semanas. Caso este tratamento não seja eficaz, recomenda-se cetoconazol 200 mg/dia, por 10 a 20 dias.[12]

Além do tratamento específico contra o fungo, o uso da terapia fotodinâmica (PDT) tem revelado bons resultados. O tratamento inclui o uso do corante azul de metileno na concentração de 0,01% ou 0,005%, associado ao *laser* com comprimento de onda vermelho. A associação entre a luz vermelha e o corante azul de metileno gera uma reação fotoquímica capaz de destruir os fungos, sem agredir o tecido saudável.[14]

## Mastite

Refere-se ao processo inflamatório de um ou mais segmentos da mama, podendo progredir para uma infecção bacteriana. Ela pode ocorrer em qualquer período da amamentação.

Qualquer fator que favoreça a estagnação do leite materno predispõe ao aparecimento de mastite.[1,2]

Dados mostram que a mastite acomete, em média, 2 a 6% das mulheres que amamentam.[17]

A porção afetada da mama geralmente encontra-se dolorosa, hiperemiada, edemaciada e quente. Quando há infecção, costuma haver mal-estar e febre alta.[4,12,16]

O tratamento da mastite inclui adequado esvaziamento da mama, antibioticoterapia, uso de analgésicos ou anti-inflamatórios; além de iniciar a amamentação na mama não afetada. No caso de dor intensa, sugere-se suspender a amamentação por 24 a 48 horas, no entanto, nestes casos, deve-se realizar a ordenha manual.[12]

## Baixa Produção Láctea

A maioria das puérperas tem condições anátomo fisiológicas de produzir leite suficiente para atender à demanda do seu bebê.

O mito de que o leite é fraco ou não é suficiente para nutrir o bebê gera uma ansiedade em toda família. Tal situação pode ser transmitida à criança, que responde através do choro. A suplementação com outros leites muitas vezes alivia a tensão materna e essa tranquilidade é repassada ao bebê, que passa a chorar menos, vindo a reforçar a ideia de que a criança estava passando fome.[12] Uma vez iniciada a suplementação, a criança passa a sugar menos o peito e, como consequência, vai haver menor produção de leite, levando a interrupção da amamentação.

Até a apojadura, que costuma ocorrer até o 3º ou 4º dia após o parto, a produção do leite se dá por mecanismo hormonal e ocorre mesmo que a criança não esteja sugando. A partir de então, a produção do leite depende basicamente do esvaziamento da mama.[12,16]

Nos casos de hipogalactia, algumas medidas podem ser úteis, como por exemplo, aumentar a frequência das mamadas, ordenhar as mamas nos intervalos das mamadas, evitar o uso de mamadeiras, chupetas e protetores de mamilos, consumir dieta equilibrada, além de ingerir líquidos em quantidade suficiente.

Apesar de haver controvérsias na literatura sobre o uso de medicamentos para o estímulo da lactação (galactogogos), em algumas situações, o médico pode prescrever algum desses medicamentos.[12,18]

## AVALIAÇÃO DE RECÉM-NASCIDO
### Padrão Motor e Reflexos Motores Globais

O recém-nascido apresenta padrão motor flexor, com movimentos sincrônicos e harmoniosos dos membros.[19]

Os reflexos são eliciados facilmente:

- *Preensão palmar*: o examinador coloca o dedo na palma da mão do bebê, que o aperta imediatamente com força;
- *Preensão plantar*: o examinador coloca o dedo próximo aos dedos do pé, o bebê contrai os dedos contra o dedo;
- *Reflexo de Moro*: o bebê perante um barulho ou movimento súbito, como deixar a cabeça cair para trás, estica as pernas, abre os braços e fecha-os rapidamente;
- *Reflexo tônico cervical assimétrico (RTCA)*: com o bebê deitado, o examinador gira a cabeça para o lado, a criança tende a estender o braço do lado para onde está virado e flexionar o outro;

- *Reflexo cócleo-palpebral (RCP)*: movimento rápido das pálpebras ao toque de um barulho intenso e rápido.

Durante a avaliação, é necessário verificar se o bebê não está em momentos de estresse ou sonolência, que podem causar modificações transitórias na tensão e reflexos do bebê.

Bebês que apresentem hipertonia ou hipotonia, ausência de reflexos ou reflexos exacerbados devem ser encaminhados para avaliação neurológica.

## Estado Comportamental

Compreende os estados de consciência, que vão do sono profundo ao choro, facilmente observados durante a avaliação; são seis estados comportamentais:[20]

1. *Sono profundo*: olhos fechados firmemente, respiração profunda, praticamente nenhuma atividade motora, momentos de eventuais sobressaltos, separados por longos intervalos. Caso, durante a avaliação, o bebê esteja nesse estado, faz-se necessário acordá-lo com movimentos suaves, retirar o excesso de mantas, despir de roupas pesadas, segurar na posição mais vertical, realizar movimentos dorso-laterais, movimentos palmares e plantares em sentido ascendente e rápido, estímulos para favorecer o alerta, conversar com o bebê com variação na entonação vocal, realizar reflexo de moro e, em último caso, investigar hipoglicemia;
2. *Sono leve*: olhos fechados, eventuais movimentos, respiração rápida com irregularidades, presença de movimentos orais, faciais e corporais breves. Durante esse estado, o avaliador deve acordar o bebê com movimentos suaves e despi-lo dos excessos de vestimentas;
3. *Sonolência*: os olhos abrem e fecham rapidamente, aparência entorpecida, ocorrência de movimentos suaves de membros inferiores e superiores. Durante esse estado, o avaliador deve acordar o bebê com movimentos suaves e despi-lo dos excessos de vestimentas;
4. *Alerta*: olhos abertos, brilhantes, respiração regular, estímulos do ambiente geram respostas rápidas. É o estado que mais favorece a interação. Estado indicado para avaliação do bebê e da mamada;
5. *Alerta com atividade*: olhos abertos, aumento da atividade corporal, choramingos, pode indicar desconforto. Esse estado não impede a avaliação.
6. *Choro*: presença de choro forte, expressa desconforto, aumento da frequência cardíaca e respiratória. Estado não indicado para avaliação. É necessário acalmar o bebê, conversar com ele, mudar a posição, oferecer contato físico, aplicar a técnica dos 5 S – técnica do reflexo calmante, baseada na teoria da extero-gestação, elaborada pelo pediatra Dr. Harvey Karp.

Tal técnica consiste em embalar o bebê de forma justa (como se fosse um charutinho), segurar de forma lateralizada, realizar movimentos de balanceio verticais (lentos e suaves), emitir sons de **chiado** e o uso de sucção. São ações que ativam o reflexo de calma.

## Frênulo Lingual

O frênulo lingual pode ter variações anatômicas que prejudiquem os movimentos e as funções linguais. Alterações no frênulo de língua podem acarretar em problemas no aleitamento, tais como:

- Dificuldade para iniciar e/ou manter a pega;
- Pega incorreta;

- Feridas nos mamilos;
- Aumento no tempo de mamadas;
- Diminuição do intervalo das mamadas;
- Perda de peso ou ganho prejudicado.[21]

Dessa forma, faz-se necessário aplicar o protocolo de avaliação de frênulo de língua.[22]

Em casos de frênulos *borderline* é necessário realizar gerenciamento do aleitamento e realizar ajustes necessários de posicionamento e pega. Nos casos de frênulos alterados, a conduta é encaminhar para procedimento de liberação do frênulo de língua.

## Avaliação das Funções Orofaciais

Inspecionar a cavidade oral quanto à integridade e ao aspecto de lábio, língua, palato e mandíbula. A fim de verificar presença de fissuras labiais, palatais, lábio palatinas, candidíase oral, micrognatia.

Quaisquer anormalidades quanto à integridade e ao aspecto dessas estruturas podem implicar em comprometimento do aleitamento e necessitam de avaliação especializada de equipe multiprofissional.

## Sucção Não Nutritiva

### Reflexo de Busca

Estímulo feito com o dedo enluvado do avaliador, nas extremidades da cavidade oral, que ocasionam na abertura da boca em direção ao estímulo.

Caso o bebê não apresente o reflexo ativo, deve-se realizar a estimulação do reflexo – propondo movimentos repetidos com dedo ou seio materno (atribuindo pistas táteis, gustativa e olfativa).

### Movimentos de Sucção de Língua (Anteroposteriores)

Estimular terço anterior de palato duro e/ou terço médio de língua com dedo enluvado para desencadear o movimento de sucção.

Caso não haja sucção, iniciar com estímulo de busca, movimentos com dedo enluvado com estímulo gustativo (leite materno), colocar o bebê para sugar o seio materno – forma de estimular e otimizar o reflexo.

## AVALIAÇÃO DA DÍADE MÃE/BEBÊ

### Postura na Amamentação

Posicionamento e pega corretos são fundamentais para obtenção de êxito na amamentação por um longo período.

O posicionamento adequado, advindo de um alinhamento biomecânico adequado, facilita o correto ajuste da boca do bebê em relação ao mamilo e aréola, garante uma boa pega, permite uma extração láctea eficiente, além de estimular a produção do leite materno e reduzir os riscos de ferimentos na mama.

Podem ser utilizadas diversas posições para a amamentação, sendo importante que mãe e bebê, sintam-se confortáveis. A mãe deve permanecer com o tronco recostado, com um apoio estável para a coluna e de preferência com os pés apoiados, facilitando qualquer correção postural necessária. Recomenda-se o uso de travesseiros ou almofadas para reduzir a distância entre o seio e o colo, dessa forma, não haverá o risco de a mulher inclinar-se sobre o bebê.[4,12,23,24]

Outro ponto importante, é observar se as roupas da mãe e do bebê estão adequadas e não restringem os movimentos. O ideal é que a mãe esteja com uma roupa que facilite a exposição das mamas, quando a mamada for iniciada e que o bebê esteja livre, e não enrolado em coberta.

O bebê deve ser mantido ao seio com o seu corpo voltado e próximo ao corpo da mãe, com a cabeça reclinada em postura elevada de 45° graus e de forma segura, mantendo o alinhamento da cabeça com o tronco e estabilidade cervical. A boca deve estar na altura da região mamilo-areolar, independentemente da posição em que a díade se adaptou melhor.

## Pega

A pega inadequada interfere na dinâmica de sucção e consequentemente na extração láctea. Dessa forma, o bebê realiza mamadas muito longas, com intervalos curtos, e, consequentemente há dificuldade no ganho de peso. Podem ocorrer traumas mamilares, dor e desconforto para a mulher ao amamentar, aumentando a probabilidade de um desmame precoce, caso não seja devidamente ajustada.

Na pega correta, o recém-nascido realiza abertura ampla de boca para abocanhar região mamilo-areolar, sendo a aréola mais visível na parte superior que na inferior. Observa-se vedamento labial adequado ao seio, lábios evertidos, queixo tocando a mama, sem causar restrição de movimento e narinas desobstruídas.[8,10]

## CONSIDERAÇÕES FINAIS

Apesar dos esforços para o aumento da prática da amamentação, as taxas de aleitamento materno exclusivo (AME) no Brasil ainda estão abaixo do recomendado. O desmame precoce é resultado de uma complexa interação de fatores socioculturais, como o processo de industrialização, a inserção da mulher no mercado de trabalho, a ampla divulgação de leites industrializados com a respectiva adesão de profissionais de saúde à prescrição da alimentação artificial, e a adoção nas maternidades de medidas pouco incentivadoras do aleitamento materno.

É preciso ter um olhar atento para que as necessidades da nutriz, durante o aleitamento materno, sejam precocemente identificadas e resolvidas, evitando assim o desmame precoce ou o início da alimentação complementar quando ainda se faz importante o aleitamento exclusivo.

A atuação profissional visa estimular as mães à prática da amamentação de modo a ajudá-las a adquirir a autoconfiança necessária para lidar com as possíveis dificuldades encontradas, além de propor condições facilitadoras para a realização da prática. Deve-se elaborar com a mãe a compreensão do problema, oferecendo opções e deixando que ela decida o que é melhor para ela e seu bebê.

## REFERÊNCIAS BIBLIOGRÁFICAS

1. Brasil. Secretaria de Políticos de Saúde. Área Técnica de Saúde da Mulher. Parto, aborto e puerpério: assistência humanizada à mulher/ Ministério da Saúde, Secretaria de Políticas de Saúde, Área Técnica da Mulher. – Brasília: Ministério da Saúde. 2001.
2. Brasil. Iniciativa hospital amigo da criança: revista, atualizada e ampliada para o cuidado integrado. Módulo I - Histórico e implementação. Brasília: Editora do Ministério da Saúde; (Série A. Normas e Manuais Técnicos). 2008.
3. Antunes SL, Antunes LAA, Corvino MPF, Maia LC. Amamentação natural como fonte de prevenção em saúde. Ciência Saúde Coletiva [online]. 2008;13(1):103-9.

4. Silveira MMM, Barbosa NB. Aleitamento materno no município de Anápolis: saberes e práticas na Estratégia Saúde da Família. Rev APS. 2010;13(4):445-55.
5. Barreto CA, Silva LR, Christoffel MM. Aleitamento materno: a visão das puérperas. Rev Elet Enferm. 2009;11(3):605-11.
6. Alves VH, Rodrigues DP, Gregório VRP, et al. Reflexions about the value of Breastfeeding as a health practice: a nursing contribution. Texto Contexto Enferm. 2014;23(1):203-10.
7. Neiva FCB, Cattoni DM, Issler H, Ramos JLA. Early weaning: implications to oral motor development. J Pediatr. 2003;79(1):7-12.
8. Sooben RD. Breastfeeding of newborns with Down's syndrome. Learn Disabil Pract. 2015;18(6):26-8.
9. Souza RMP. Um estudo de caso sobre o manejo clínico da amamentação nas maternidades públicas da Região Metropolitana II do Estado do Rio de Janeiro [dissertação]. Rio de Janeiro (RJ): Hospital Universitário Antônio Pedro, Universidade Federal Fluminense. 2013.
10. Sistema de Conselhos Federal e Regionais de Fonoaudiologia. Contribuição da Fonoaudiologia para o avanço do SUS. 2018.
11. Giugliani ERJ. Problemas comuns na lactação e seu manejo. J Pediatria. 2004;80(5):147-54.
12. Brasil. Ministério da Saúde. Secretaria de Atenção à Saúde. Departamento de Atenção Básica. Saúde da criança: nutrição infantil: aleitamento materno e alimentação complementar. Brasília: Ministério da Saúde. 2015.
13. Albertini R, et al. Análise do efeito do laser de baixa potência (As-Ga-Al) no modelo de inflamação de edema de pata em ratos. Rev. Fisio. Brasil. 2002;03(01).
14. Mouffron V, Martins CD. In: Perilo TVC. Fotobiomodulação e Amamentação. Belo Horizonte: Editora Mame Bem. 2019:383-91.
15. Mangesi L, Dowswell T. Treatments for engorgement during lactation. Cochrane Database Syst Rev. 2010;(9):CD006946.
16. Perilo TVC, Martins CD. In: Perilo TVC. Manejo clínico em amamentação. Belo Horizonte: Editora Mame Bem. 2019:117-49.
17. Kaufmann R, Foxman B. Mastitis among lactating women: occurrence and risk factors. Soc Sci Med. 1991;33:701-5.
18. Gato V. In: Perilo TVC. Diminuição da produção láctea. Belo Horizonte: Editora Mame Bem. 2019:151-67.
19. Brasil. Ministério da Saúde. Secretaria de Políticas de Saúde. Área de Saúde da Criança. Atenção humanizada do recém-nascido de baixo peso: método Mãe Canguru: manual do curso. Brasilia: MS. 2002.
20. Brazelton TB, Nugent JK. Neonatal behavioral Assessment Scale. London: Mac Keith Press; 1995.
21. Venancio, et al. Parecer técnico científico: Anquiloglossia e aleitamento materno: evidências sobre a magnitude do problema, protocolos de avaliação, segurança e eficácia da frenotomia. Instituto da Saúde. São Paulo. 2015.
22. Knox I. Tongue Tie and Frenotomy in the Breastfeeding Newborn. NeoReviews. 2010;11(9):513-9.
23. Brasil. Ministério da Saúde. Secretaria de Atenção à Saúde. Departamento de Ações Programáticas Estratégicas. Área Técnica de Saúde da Mulher. Pré-natal e Puerpério: atenção qualificada e humanizada – manual técnico. Brasília: Ministério da Saúde. 2005.
24. Secretaria da Saúde. Coordenadoria de Planejamento em Saúde. Assessoria Técnica em Saúde da Mulher. Atenção à gestante e à puérpera no SUS – SP: manual técnico do pré-natal e puerpério. São Paulo: SES/SP. 2010.

# APLICAÇÕES DA ELETROESTIMULAÇÃO E FOTOBIOMODULAÇÃO – LASERTERAPIA NA PRÁTICA CLÍNICA FONOAUDIOLÓGICA

CAPÍTULO 8

Juscelina Kubitscheck de Oliveira Santos

## INTRODUÇÃO

A eletroterapia ou eletroestimulação neuromuscular (EENM) é um recurso terapêutico consagrado e amplamente utilizado pela fisioterapia, tanto na reabilitação quanto na estética. Este recurso vem sendo estudado e aprimorado constantemente devido às diversas formas de aplicabilidades clínicas. O conceito de eletroterapia se baseia em diferentes recursos que utilizam a corrente elétrica de baixa intensidade por via transcutânea com fins terapêuticos, capazes de excitar tecidos nervosos e musculares[1] de modo eficaz e não invasivo, para obter efeitos fisiológicos, sejam eles analgésicos ou motores.[2]

Com o avanço tecnológico e novos estudos na área, vários recursos terapêuticos já utilizados por outras áreas da saúde, como a medicina e a fisioterapia, têm sido atualmente muito utilizados na prática clínica fonoaudiológica. O uso de qualquer abordagem terapêutica exige formação específica e, para utilizar a eletroterapia, faz-se necessário curso de capacitação na área, além de conhecimentos em fisiologia, patologia, anatomia, bioquímica e biofísica.

## CORRENTES TERAPÊUTICAS
### Fundamentos Básicos da Corrente Elétrica

A eletroterapia é definida como o uso de correntes elétricas com finalidades terapêuticas, como, por exemplo, a analgesia ou a estimulação funcional muscular, produzindo efeitos de indução nervosa motora ou sensitiva e isto vai depender do tipo de corrente e dos parâmetros utilizados. A estimulação nervosa sensorial possui ação analgésica, e a estimulação nervosa motora atua na produção de contrações musculares para, assim, obter funcionalidade para o movimento ou ganho de força.[3] Atualmente, as correntes mais estudadas e utilizadas pela fonoaudiologia são as correntes FES e TENS.

## CORRENTE TENS

O termo TENS provém das iniciais do termo *Transcutaneous Eletrical Nerve Stimulation*, que significa **estimulação elétrica nervosa transcutânea** e consiste na aplicação de eletrodos sobre a pele intacta, com o objetivo de estimular as fibras nervosas de grande diâmetro. Esta ativação desencadeia, ao nível central, os sistemas analgésicos descendentes de caráter inibitório sobre a transmissão nociceptiva conduzida pelas fibras não mielinizadas de pequeno calibre, gerando, dessa forma, a redução da dor e o relaxamento muscular.[4]

Trata-se de um recurso não invasivo, seguro, utilizado no combate à dor em diversos casos clínicos[5,6] e tem efeito sobre o quadro de fadiga e redução da hiperatividade muscular.[5]

## MODOS E PARÂMETROS DA TENS
### TENS – Modo Convencional ou de Alta Frequência
De acordo com Starkey,[7] esse tipo de estimulação é caracterizado por uma alta frequência, (75 a 200 Hz) p.p.s, e por uma baixa amplitude de estimulação, largura de pulso menor que (100 μs), com intensidade sensorial, o que causa uma parestesia cutânea confortável e sem contração muscular, e ativa o portão modulador da dor no nível da medula espinhal.

O modo convencional da TENS é eficaz no tratamento de lesão aguda de tecido mole, dor associada com distúrbios musculoesqueléticos, dor pós-operatória, inflamatória e miofascial.[7]

### TENS – Acupuntura ou Modo Burst ou de Baixa Frequência
Consiste em frequências de pulso baixas, ou seja, menores que (25 Hz) e longa duração de pulso de (150 a 300 μs) e intensidade a nível motor, ativando as fibras motoras e os nociceptores de pequeno diâmetro. Segundo Starkey,[7] a corrente TENS no modo acupuntura **estimula a glândula hipófise a liberar substâncias químicas que estimulam a produção de β-endorfinas que reduzem a dor**. Isso ocorre porque a hipófise libera hormônio adenocorticotrópico e β-lipotropina que, por sua vez, liberam β-endorfinas que se ligam às fibras Aβ e C, bloqueando a passagem da dor.

## CORRENTE FES
A estimulação elétrica funcional, mais conhecida como FES (*Functional Electrical Stimulation*), constitui um recurso eletroterapêutico que promove contração muscular com objetivos funcionais. Trata-se de uma corrente excitomotora, muito utilizada em casos onde os músculos podem estar paralisados ou enfraquecidos decorrentes de lesão no neurônio motor superior como traumas raquimedulares, derrames, paralisia cerebral e outros tipos de acometimentos neuronais.[8]

## ELETROTERAPIA NA CLÍNICA FONOAUDIOLÓGICA – ELETROTERAPIA NA CLÍNICA VOCAL
A eletroterapia é um recurso terapêutico que tem sido utilizado pela fonoaudiologia tanto na reabilitação quanto no aperfeiçoamento vocal e aplicado tanto em indivíduos com vozes saudáveis quanto com alterações vocais.

A literatura aponta alguns estudos sobre o uso da eletroterapia na área da voz em que os autores[9,10] avaliaram a efetividade do uso da eletroterapia (corrente TENS) na diminuição da dor musculoesquelética, no relaxamento da musculatura da cintura escapular e da laringe. Outro estudo de Guzman *et al.*[11] avaliou o efeito da eletroterapia na paralisia unilateral de prega vocal, por meio do uso do VitalStim®.

Muitas vezes tanto a musculatura extrínseca quanto a intrínseca da laringe podem estar ativadas de forma tensa, o que pode favorecer o aparecimento de lesões e, nesses casos, o uso da eletroterapia tem se mostrado benéfico.

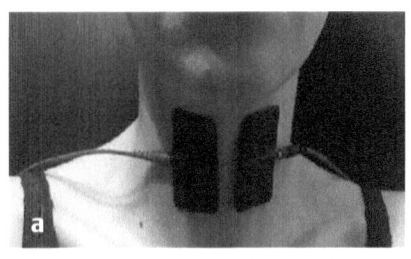

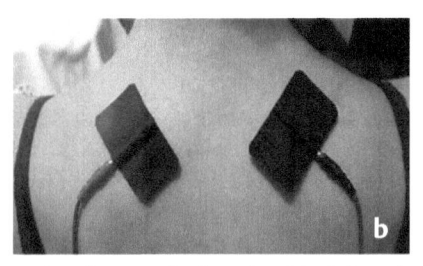

**Fig. 8-1.** Fotos ilustrativas de uma das sugestões de colocação de eletrodos. (**a**) Ala lateral da cartilagem tireoide; (**b**) fibras descendentes do músculo trapézio, bilateralmente.[15]

Os parâmetros mais utilizados pelos autores[12,13] nos estudos de disfonia por tensão muscular foram:

Corrente TENS ACUPUNTURA: Frequência 10 Hz – duração de pulso de 200 μs e intensidade no limiar motor de forma confortável, sem produzir fortes contrações musculares. Santos *et al.*[12] aplicou os eletrodos na laringe, **ala lateral da cartilagem tireoide** e nas fibras descendentes do músculo trapézio, bilateralmente, com os pacientes assentados (Fig. 8-1). Na prática clínica, neste tipo de aplicação, pode-se associar exercícios vocais concomitantemente ao uso da TENS.

Siqueira[13] utilizou o mesmo parâmetro da corrente, porém, com os eletrodos fixados na região **submandibular** e nas fibras descendentes do músculo trapézio, bilateralmente, com os pacientes deitados em decúbito dorsal. Na prática clínica, neste tipo de aplicação, iniciam-se os exercícios vocais após o uso da TENS.

De acordo com Guzman *et al.*,[11] no tratamento da PRESBIFONIA, a eletroterapia auxilia no fechamento glótico, ganho de força e resistência. Sugere-se o uso da corrente FES ou EENM (VitalStim®).

Parâmetros: frequência 80 Hz, largura de pulso em 700 μs e a colocação de eletrodos se dá com aplicação apenas na laringe, da forma que melhor convier à conduta clínica.

Em vozes saudáveis, a eletroterapia pode ser utilizada no relaxamento muscular das estruturas envolvidas na produção vocal, como por exemplo, após o uso contínuo da voz, visando redução de fadiga e recuperação da normotensão muscular. Pode-se utilizar este recurso também no aumento da propriocepção de ressonância na região dos seios maxilares, estimulando a nível sensorial, associado a exercícios de ressonância. Nestes casos, podem ser utilizadas canetas de eletroterapia ou eletrodos de superfície, conforme almejo do terapeuta. Esta prática facilita o equilíbrio ressonantal e melhora a projeção da voz.

Os estudos e a prática clínica nos fornecem sugestões de uso da eletroterapia na área de voz. É importante ressaltar que não seguimos protocolos preestabelecidos e é importante que se conheça os parâmetros de cada corrente e o objetivo que justifique o uso da eletroterapia para cada caso clínico.

## ELETROTERAPIA NO TRATAMENTO DA DISFAGIA E EM MOTRICIDADE OROFACIAL

A Fonoaudiologia na área da disfagia tem apresentado resultados satisfatórios com o uso da eletroterapia. Considerada um dos recursos terapêuticos atuais para a disfagia orofaríngea, a EENM é usada desde 1997 nos Estados Unidos, quando foi aprovada pela *Food and Drug Administration* (FDA),[14] com a finalidade de promover movimentação supra-hióidea, laríngea e o favorecimento da contração dos grupos musculares envolvidos diretamente com a deglutição.

Um estudo de revisão sobre o uso da EENM associada à terapia tradicional de disfagia demonstrou que a eletroterapia promoveu avanços na dieta, diminuição da penetração e aspiração em mais de 50% dos pacientes, utilizando o Vital Stim.[15]

Uma pesquisa de Santos *et al.*,[16] com 23 pacientes disfágicos pós-AVE compararam o efeito da terapia de EENM associado à terapia tradicional e a terapia para disfagia associada à EENM apresentou resultados superiores.

Na prática clínica em motricidade orofacial, tem sido utilizada para ganho de força e amplitude de movimento, porém, até o momento, não temos estudos na área que sobre o uso da eletroterapia.

Contraindicações:

- Pacientes com hipertensão ou hipotensão arterial;
- Portadores de marca-passo cardíaco;
- Pacientes cardiopatas ou com doenças vasculares;
- Pacientes com problemas hormonais;
- Grávidas;
- Sob tecidos neoplásicos ou desprovidos de sensibilidade;
- Sob seios carotídeos.

## LASERTERAPIA

### O que é Laserterapia?

Laserterapia é um tratamento com feixe eletromagnético que incide sobre uma área do corpo para fins terapêuticos. A nomenclatura *laser* possui sua origem na língua inglesa, abreviando *light amplification by stimulated emission of radiation* e é constituída por uma fonte de luz monocromática, intensa, coerente ecolimada, cuja emissão de radiação se faz pelo estímulo de campo externo. Sua aplicabilidade abrange vários tipos de tratamentos e seu uso é cada vez mais crescente no campo da medicina e saúde.[17,18]

O *laser* utilizado na área da saúde pode ser classificado como sendo de alta ou baixa potência. O *laser* de alta potência é indicado para fins cirúrgicos e é muito utilizado pela medicina e odontologia.

O *laser* de baixa potência (LBI) promove mudanças bioquímicas no meio intracelular, como aumento da produção de ATP, promovendo ativação de enzimas antioxidantes, condicionando o organismo a retomar sua homeostase e seu bom funcionamento.

Estudos realizados com *lasers* de baixa intensidade revelaram aumento da funcionalidade das mitocôndrias, acarretando maior capacidade regenerativa e maior processo de cicatrização dos tecidos, além de não provocar ação degenerativa nos espécimes irradiados.[19,20]

Para ser considerado LBI, o aparelho deve apresentar-se com uma potência abaixo de 500 mW. Pode ser operado no modo contínuo (CW) ou pulsado (Puls), com dose inferior a 35 J/cm$^3$. Dessa maneira, é então classificado como um recurso terapêutico modelador de processos biológicos por bioestimulação ou bioinibição, de acordo com a forma de aplicação.

O *laser* é aplicado sobre o tecido, com determinada onda, potência, tempo, energia e exposição radiante, sempre de acordo com as características do tecido e do problema acometido. O estímulo é absorvido pelo tecido no nível celular inicialmente, já que as células possuem cromóforos (ou fotorreceptores), que podem ser enzimas, moléculas da membrana celular ou qualquer outra estrutura que tenha afinidade pelo comprimento da onda aplicado (vermelho ou infravermelho). Ao ser absorvido na célula, também é absorvido no átomo, onde ocorre o deslocamento da órbita dos elétrons, promovendo excitação nos mesmos que, ao retornarem ao estado anterior, liberam ATP, que será utilizado pelas células desse tecido para o desenvolvimento de suas funções.

O *laser* de baixa potência pode ser um grande aliado da fonoaudiologia com aplicabilidade em diversas áreas de atuação, principalmente nas áreas da disfagia, motricidade orofacial e voz.

## Fotobiomodulação

De acordo com Pinheiro, Junior e Zanin,[21] os tecidos absorvem a luz *laser* podendo resultar em quatro processos: fotoquímico, fototérmico, fotomecânico e fotoelétrico, produzindo grande número de efeitos clínicos. Dentre os efeitos fotoquímicos, pode-se incluir a biomodulação, que é o efeito da luz *laser* sobre os processos moleculares e bioquímicos ocorrem nos tecidos, como a cicatrização de feridas e o reparo ósseo.

O *laser* no reparo tecidual pode destacar-se pelos seguintes efeitos: incentivo à produção de colágeno, indução da atividade mitótica das células epiteliais e dos fibroblastos, inibição secretória de alguns mediadores químicos, modificação da densidade capilar e estímulo à microcirculação local.

Segundo Pinheiro, Junior e Zanin[21] a laserterapia tem se mostrado uma ótima opção por efeito anti-inflamatório semelhante aos efeitos observados na terapia farmacológica, inibindo e/ou diminuindo a concentração de prostaglandina ES2 (PGE2), ciclo-oxigenase 2 (COX-2) e histamina. Além disso, o aumento do fluxo sanguíneo local melhora a acidose e, simultaneamente, promove a liberação e remoção de substâncias álgicas. No processo de cicatrização, a ação angiogênica associada ao incremento da atividade fibroblástica e de macrófagos parece ser o efeito mais benéfico dos *lasers* de baixa intensidade para o processo de cicatrização.[22]

Há mais de 30 anos a medicina se beneficia do uso da laserterapia e, cerca de 90% da literatura disponível relata efeitos positivos desse recurso como coadjuvante ou alternativo de tratamento nos diferentes tipos de lesão no tecido biológico, porém, a utilização do *laser* como terapia exige conhecimento da energia aplicada, dos efeitos que o *laser* produz no organismo e um correto e minucioso raciocínio clínico, além da busca por padrões de dosimetria de referência para cada tecido submetido à terapia.

Os principais efeitos do *laser* de baixa intensidade ou *laser* terapêutico utilizado na Laserterapia são:

- Estímulo à microcirculação;
- Reparação tecidual;
- Efeito analgésico;
- Efeito anti-inflamatório;
- Efeito antiedematoso.

## LASERTERAPIA NA CLÍNICA FONOAUDIOLÓGICA

O uso da fotobiomodulação ou laserterapia pela Fonoaudiologia pode ser muito benéfico como aliado ao tratamento convencional em suas diversas áreas, conforme algumas possibilidades descritas a seguir.

## Disfagia

Concomitante à terapia de disfagia, pode-se utilizar o laser para o tratamento do fluxo salivar, tanto para seu aumento, em casos de xerostomia, quanto para diminuição, muitas vezes necessária nos casos neurológicos.

De acordo com Bush, Santos e Fernandes[23] e Inaoka e Albuquerque,[24] grande parte dos pacientes com disfagia apresenta odinofagia, alterações de tônus e mobilidade dos músculos responsáveis pelo preparo e impulsionamento do bolo alimentar. O *laser* vermelho pode ser utilizado nestes casos para promoção de analgesia.[25,26]

O *laser* infravermelho pode ser utilizado para estimular o trofismo da musculatura que, associado aos exercícios miofuncionais, favorecerá a tonificação ou relaxamento muscular, de acordo com cada caso.

Nas patologias que envolvem alterações do sistema nervoso, principalmente o periférico, contribui para melhora da sensibilidade intraoral em pacientes que apresentam atraso no disparo do ato motor da deglutição. O contrário também é possível, sendo utilizado para inibição em casos de hipersensibilidade, como nos reflexos patológicos, que muitas vezes dificultam e limitam a estimulação fonoaudiológica.

## Motricidade Orofacial

Seu uso no tratamento da disfunção temporomandibular (DTM), por exemplo, pode ser utilizando visando reduzir a dor, diminuir a tensão muscular e assim favorecer a amplitude de abertura da boca, restabelecendo as funções orais.

No treino muscular, pode ser utilizado com a finalidade de potencializar a terapia miofuncional, acelerando o ganho de força, reduzindo os níveis de fadiga e melhorando o desempenho dos músculos durante a execução de diversas funções.

Nos casos de Paralisia Facial, a reabilitação sempre dependerá do tipo de lesão e o fonoaudiólogo trabalhará visando à recuperação dos movimentos e à sensibilidade muscular para que haja o retorno das funções, principalmente da expressão facial. Neste tipo de terapia, é possível utilizar, juntamente com a terapia miofuncional, o *laser* vermelho para promover analgesia e redução do edema. O *laser* infravermelho pode ser utilizado para melhorar o trofismo muscular e reduzir a parestesia.[27,28]

## Voz Clínica e/ou Profissional

Na área da voz profissional ou clínica, pode ser utilizado no alívio ou diminuição da dor musculoesquelética, comum nas disfonias, por seu efeito analgésico, pois sua ação vai desde os receptores periféricos até o sistema nervoso central (SNC), promovendo o alívio da dor pela estimulação da liberação de beta-endorfinas.[18,29]

Sabe-se que patologias benignas inflamatórias das pregas vocais, como nódulos, pólipos e edema de Reinke, são comuns na clínica vocal e o *laser* pode ser um grande aliado por possuir ação anti-inflamatória. A redução da inflamação ocorre por estímulos de reabsorção de exudatos e eliminação de substâncias alógenas, além de interferir na síntese de prostaglandinas, levando à redução da inflamação, bem como ação na microcirculação que, aumentada, reduz o edema e elimina o acúmulo de catabólitos, reduzindo o consumo de oxigênio e glicose nas células, o que é benéfico no tratamento da disfonia.[30]

A redução de edema ocorre por meio do estímulo à microcirculação, favorecendo a drenagem do plasma, bem como a ação fibrinolítica.[31]

Contraindicações:

- Carcinoma;
- Gestantes; ainda que não haja estudos que demonstrem efeitos colaterais;
- Irritação cutânea;
- Em tecidos ou feridas com suspeita de tumores malignos;
- Tratamento do tórax em pacientes cardíacos deve ser evitado, juntamente naqueles que têm marca-passo;
- Região ocular, sob risco de lesão e dano permanente na retina.

Importante:

- Todos os protocolos para utilização do *laser* terapêutico devem considerar a fase do processo inflamatório em que o paciente se encontra;
- De acordo com a literatura, as densidades de energia para aumentar a circulação local e promover analgesia então entre 2 e 4 J cm$^2$;
- Quando o objetivo é a cicatrização tecidual, a densidade deve estar na faixa de 6 a 8 J cm$^2$. O número de pontos irradiados depende do tamanho da área a ser tratada.

A utilização do *laser* ainda não possui exatidão na dosimetria, que nada mais é que a dose necessária para se obter o efeito final desejado, pois ela depende diretamente das variáveis físicas e também das variáveis clínicas citadas como: tipo de doença, número de pontos e aplicações, modo de aplicação, frequência de aplicação, doenças concomitantes e as variáveis de cada paciente, onde destaca-se o fototipo de pele e o estágio evolutivo da doença, bem como o tipo de tecido irradiado.

## CONSIDERAÇÕES FINAIS

A Fonoaudiologia tem-se beneficiado quanto ao uso de novas tecnologias em suas diversas áreas, porém, qualquer recurso terapêutico requer capacitação técnica adequada para sua utilização, além de manutenção constante e atualização profissional para que seja utilizado de forma segura, eficaz e sempre levando em consideração que cada indivíduo é único, assim como, nenhum recurso terapêutico, por mais moderno que seja, não substitui a terapia convencional e deve ser utilizado como terapia complementar à terapia tradicional.[32]

## REFERÊNCIAS BIBLIOGRÁFICAS

1. Low J, Reed A. Eletroterapia explicada. 3. ed. Tamboé: Manole; 2001.
2. Lyons G, et al. An investigation of the effects of electrode size and electrode location on comfort duringstimulation of the gastrocnemius muscle. Med Engin Physics. 2004;26:873-878.
3. Gashu B M, et al. Eficácia da estimulação elétrica nervosa transcutânea (TENS) e dos exercícios de alongamento no alívio da dor e na melhora da qualidade de vida de pacientes com fibromialgia. Rev Fisioter Univ São Paulo. 2001;8(2):57-6.
4. Agne JE. Eletroterapia Teoria e Prática. Santa Maria: Pallotti; 2004.
5. Berni KCS, et al. Efeito indireto da TENS sobre o padrão de ativação dos músculos mastigatórios em mulheres disfônicas. In: XII Congresso Brasileiro de Biomecânica. São Pedro-SP. 2007;30.
6. Guirro RI, et al. Estimulação elétrica nervosa transcutânea em mulheres disfônicas. Pró-Fono R. Atual. Cient. 2008;20(3):189-94.
7. Starkey C. Recursos Terapêuticos em Fisioterapia. Barueri, SP: Manole. 2001.
8. Davies P. Passos a Seguir. São Paulo: Manole; 1996.
9. Santos J K O, et al. Evaluation of Electrostimulation Effect in Women With Vocal Nodules. J Voice. In press. 2016.
10. Silverio KCA, et al. Dor musculoesquelética em mulheres disfônicas. CoDAS. 2014;26(5):374-81.

11. Guzman M, et al. Neuromuscular Electrical Stimulation of the Cricothyroid Muscle in Patients With Suspected Superior Laryngeal Nerve Weakness. J Voice. 2013;28(2):216-25
12. Santos JKO, et al. Uso da eletroestimulação na clínica fonoaudiológica: uma revisão integrativa da literatura. CEFAC. 2015;17(5):1620-32.
13. Siqueira LTD. Efetividade da estimulação elétrica nervosa transcutânea (TENS) na terapia vocal de mulheres disfônicas: ensaio clínico, controlado, randomizado e cego. 2016. Tese (Doutorado em Fonoaudiologia) - Faculdade de Odontologia de Bauru, University of São Paulo, Bauru, 2016.
14. FDA – Food And Drug Administration. VitalStim 510(k) clearance document K023347. 2002.
15. Humbert I, et al. Electrical stimulation and swallowing: How much do we know? Semin Speech Lang. 2012;33(3):203-16.
16. Santos JKO, et al. Uso da Eletroestimulação na Clínica Fonoaudiológica: Uma Revisão Integrativa da Literatura. CEFAC. 2009.
17. Salcido R, Popescu A, Ahn C. Animal models in pressure ulcerresearch. J Spinal Cord Med. 2007;30(2):107-16.
18. Zanotti GB, et al. Efeitos do laser de baixa potência sobre a regeneração da cartilagem na osteoartrose. Rev Fisio Bras. 2011;12(2):139-46.
19. Carnevalli C, et al. Laser light prevents apoptosis on Cho K-1 cell line. J Clin Laser Med Surg. 2003;1(4):193-6.
20. Karu T, Kolyakov S. Exact action spectra for cellular responses relevant to phototherapy. Photomed Laser Surg. 2005;23(4):355-61.
21. Pinheiro AL, Junior AB, Zanin FAA. Aplicação do Laser na Odontologia. São Paulo: Santos; 2010:428.
22. Pinheiro A, Luiz Gerbi, Marleny M. Photobioenerginnering of the bone repair process. Photomedicine and laser Surgery. 2006;24,169-78.130.
23. Busch R, Sanchez CC, Fernandes N. Reabilitação das disfagias neurogênicas em adultos. In: Lopes Filho O. (Ed.). Novo tratado de fonoaudiologia. 3. ed. Barueri: Manole; 2013:625-34.
24. Inaoka C, Albuquerque C. Efetividade da intervenção fonoaudiológica na progressão da alimentação via oral em pacientes com disfagia orofaríngea pós-AVE. Revista CEFAC. 2014;16(1):187-96.
25. Costa SAP. Estudo do efeito analgésico do laser de baixa potência na mialgia dos músculos mastigatórios: estudo clínico randomizado duplo-cego. Dissertação (Mestrado em Diagnóstico Bucal). São Paulo (SP): Universidade de São Paulo. Curso de Odontologia. Departamento de Odontologia. 2015.
26. Kerppers I I, et al. Effect of light-emitting diode ($\lambda$ 627 nm and 945 nm $\lambda$) treatment on first intention healing: immunohistochemical analysis. Lasers Med Sci. 2015;30(1): 397-401.
27. Alves A, et al. Effects of Low-Level Laser Therapy on Skeletal Muscle Repair A Systematic Review. Am J Phys Med Rehabil. 2014;93(12):1073-85.
28. Queiroz RPM. Avaliação da eficácia da laserterapia no tratamento da parestesia oral. Monografia (Especialização em Cirurgia e Traumatologia Buco-Maxilo-Facial). Campina Grande (PA): Universidade Estadual da Paraíba. Curso de Especialização em Cirurgia e Traumatologia Buco-Maxilo-Facial. 2012.
29. Pelegrini S, Venâncio RC, Liebano RE. Efeitos local e sistêmico do laser de baixa potência no limiar de dor por pressão em indivíduos saudáveis. Fisioter Pesq. 2012;19(4):345-50.
30. Campagnolo AM, et al. Injeção de corticosteróide em patologias vocais inflamatórias crônicas, revisão da literatura. Rev Bras Otorrinolaringol. 2008;74(6):926-932.
31. Pinheiro AL et al. Bone repair following bone grafting hydroxyapatite guided bone regeneration and infra-red laser photobiomodulation: a histological study in a rodent model. Lasers Med Sci. 2009;24:234-40.
32. Permsirivanich W, et al. Comparing the effects of rehabilitation swallowing therapy vs. neuromuscular electrical stimulation therapy among stroke patients with persistent pharyngeal dysphagia: a randomized controlled study. J Med Assoc Thai. 2009;92(2):259.

# DISFAGIA NEUROGÊNICA: AVALIAÇÃO E REABILITAÇÃO

CAPÍTULO 9

Isabella Carolina Santos Bicalho ▪ Aline Carvalho Campanha

## INTRODUÇÃO

A deglutição é o ato de engolir, responsável por levar o alimento e/ou saliva desde a boca até o estômago, de forma segura, sem entrar nas vias aéreas.[1,2] Apesar de parecer ser algo simples, a deglutição é um processo bastante complexo, que envolve diferentes estruturas, regiões e sistemas. Ela pode iniciar de modo voluntário e consciente, mas segue em um *continuum* de ações reflexas, que levam à apneia e modificações na musculatura (estrutural e dinâmica) que envolvem a boca, faringe, laringe, esôfago e estômago.[3]

A deglutição pode ser dividida didaticamente em 4 fases: antecipatória, preparatória/oral, faríngea e esofágica. Os pares cranianos envolvidos nestes processos são: I olfatório e II óptico (antecipatória), V trigêmeo, VII facial, IX glossofaríngeo e XII hipoglosso (preparatória/oral), V trigêmeo, VII facial, IX glossofaríngeo, X vago e XI acessório (faríngea). As fases antecipatória e preparatória oral são voluntárias (semiautomáticas), enquanto as fases faríngea e esofágica são reflexas (automáticas).[3]

Com o adjunto dos estudos de neuroimagem, como a ressonância magnética funcional (fRMI), pode-se identificar quais áreas cerebrais são ativadas durante o processo da deglutição, incluindo tarefas de controle para deglutir, movimentos de língua e limpeza faríngea. As regiões que apresentaram maior ativação neuronal foram: córtex sensório motor primário bilateral, lobo parietal, giro pós-central, giro cingulado, cerebelo, tálamo e a parte anterior da ínsula. Ressalta-se ainda que, por se tratar de uma função assimétrica, o hemisfério dominante tende a iniciar o seu controle.[5]

A disfagia é a dificuldade de deglutição em qualquer uma destas fases e pode levar à desnutrição, desidratação, broncoaspiração e à piora da qualidade de vida, além de contribuir com morbidade e mortalidade significativas.[6] Os indivíduos com disfagia enfrentam desafios relacionados à incapacidade de deglutir com segurança e com eficiência. Ambos compromotem o desempenho funcional e o desfecho da via de alimentação. Trabalhos recentes apontam que a ausência de segurança está associada à possibilidade de pneumonia, enquanto a ausência de eficiência está relacionada à desnutrição e aspiração de resíduos após a deglutição, ou seja, aspiração de estase.[7]

A presença da disfagia orofaríngea é bem descrita e os índices de prevalência variaram a depender do grupo, conforme apontado por Newman.[8] Nos idosos, a taxa de prevalência pode variar de 15 a 40%, nas doenças neurodegenerativas, como: Doença de Parkinson (52 à 82%), na Doença de Alzheimer (57 a 84%) e nas doenças de neurônios motores, dependendo do estágio de 30 a 100%. Após AVE, esta prevalência pode variar de 37 a 78%, nos casos de TCE (25%), enquanto nos pacientes com câncer de cabeça e pescoço (44 a 50%).

Como resultado, grande parte da pesquisa sobre distúrbios da deglutição concentra-se em compreender e delinear a neurofisiologia da deglutição com o objetivo de aumentar a eficácia e a precisão com que os métodos de diagnóstico e intervenção são empregados.[9]

A avaliação realizada pelo profissional especializado deve contemplar aspectos relacionados ao grau de desnutrição, desidratação e os riscos de broncoaspiração, além de ser imprescindível para a definição de uma via segura de alimentação para o paciente. O ônus da disfagia é significativo tanto para os setores privados quanto para os públicos e os protocolos de triagem, muitas vezes, são subjetivos e de baixa sensibilidade.

## TRIAGEM

O Ministério da Saúde, em seu Manual de Rastreamento, definiu que o objetivo da triagem é identificar sinais e sintomas de alguma apresentação clínica, por meio de recurso de baixo custo.[10] Segundo a *American Speech-Language-Hearing-Association* (ASHA), a triagem de disfagia é um procedimento de investigação da deglutição, que classifica se o paciente passa ou falha e, portanto, identifica a necessidade de uma avaliação mais complexa, realizada pelo fonoaudiólogo.[11]

A triagem de disfagia deve ser realizada nas primeiras horas de admissão dos pacientes com risco de broncoaspiração, e deve ser realizada por profissionais de saúde treinados, normalmente pela enfermagem ou médicos. Em algumas instituições, no Brasil, a triagem também é feita pelo fonoaudiólogo.

Dentre as triagens, destacam-se:

- Protocolo de Yale;[12]
- *The Gugging Swallowing Screen* (GUSS);[13]
- *Toronto Bedside Swallowing Screening Test* (TOR-BSST).[4]

No Protocolo de Yale, a triagem é feita orientando o paciente a ingerir 90 mL de água no copo ou canudo, de forma sequenciada. Neste método, é considerado que o paciente passou quando consegue ingerir todo o volume, de forma ininterrupta, sem sinal evidente de aspiração; e que falhou, quando não conseguir ingerir o volume sem interrupção ou apresente tosse ou engasgo. O teste apresenta sensibilidade de 100% e especificidade de 63%.

O protocolo GUSS é dividido em duas etapas:

1. *Avaliação indireta*: observa-se estado de alerta, tosse e/ou pigarro voluntário, deglutição de saliva, sialorreia e mudança vocal;
2. *Avaliação direta*: há oferta de alimentos nas consistências pastosa, líquida e sólida. Nesta fase, observa-se, tempo de trânsito oral, tosse involuntária antes, durante ou após três minutos do início da fase faríngea da deglutição, sialorreia e mudança vocal. Pode ser aplicado por qualquer profissional de saúde, principalmente enfermeiros.

O teste apresenta sensibilidade de 100% e especificidade de 69%.

O protocolo *Toronto Bedside Swallowing Screening Test* (TOR-BSST) é específico para pacientes após acidente vascular encefálico (AVE) e pode ser aplicado por qualquer profissional de saúde. Solicita-se ao paciente emitir da vogal /a/ e ingerir 5 mL de água. Caso não apresente alterações, aumenta-se o volume para 200 mL. O paciente passa na triagem quando não são observadas alterações e falha, caso as apresente. Sensibilidade de 96,3% e especificidade de 63,6%.

Além das triagens, questionários também são usados para autoavaliação do paciente para identificação quanto ao risco de disfagia, e indicam a necessidade ou não de intervenção especializada.

## SWAL-QOL13[14,15]
Composto por 44 itens e contempla a avaliação da disfagia, independente da etiologia, com análise de 11 domínios,[16] que são: deglutição como um fardo, desejo de se alimentar, tempo de se alimentar, frequência dos sintomas, seleção dos alimentos, comunicação, medo de se alimentar, saúde mental, social, sono e fadiga. Quanto menor a pontuação, pior é considerada a qualidade de vida. Sensibilidade de 94% e especificidade de 84% em pacientes com câncer de cabeça e pescoço.[17]

## EAT-10[5,18]
É um questionário autoaplicável, sua pontuação varia de 0 a 40 e o tempo médio para realização é de 2 min. Se a soma dos pontos for igual ou superior a 3, há indicação de avaliação formal do fonoaudiólogo. Sensibilidade 89% e especificidade 82%.

## AVALIAÇÃO OBJETIVA/INSTRUMENTAL
### Videodeglutograma ou Videofluoroscopia da Deglutição (VDG)
Exame não invasivo que analisa dinamicamente todas as fases da deglutição por meio da adição de contraste como o sulfato de bário, durante um exame de raios-x, nas visões látero-lateral (perfil) ou anteroposterior (AP). Torna-se vantajoso por possibilitar a realização das manobras compensatórias e avaliar o seu efeito na fisiologia da deglutição durante o exame, garantido, desta forma, menos aspiração ou penetração ou melhor eficiência.[19]

### Videoendoscopia da Deglutição (VED)
Exame invasivo, que consiste em uma nasofibrolaringoscopia tradicional com oferta de alimentos tingidos com corantes alimentares, possibilitando uma visualização da dinâmica da deglutição, especialmente em sua fase faríngea. Avalia as estruturas (mobilidade e sensibilidade) e a presença de estases e penetrações/aspirações. Vantagem por possibilitar uso das manobras durante a realização do exame.

### Sonar Doppler
Exame não invasivo, indolor e sem exposição à radiação que é realizado por um aparelho detector ultrassônico (US) portátil com transdutor e gel de contato. O transdutor é o responsável pela geração, transmissão e captação dos ultrassons, ao converter a energia elétrica em energia ultrassônica, e vice-versa. Ele é colocado na região lateral da traqueia imediatamente abaixo da cricoide, em um dos lados do pescoço, e o feixe do transdutor é posicionado para formar um ângulo de 30-60. O aparelho deve ser conectado a um computador com *software* para realização da análise acústica do som captado durante o exame. Não substitui os exames de VDG e VED.

### Oximetria
O oxímetro é um aparelho que mede a saturação capilar periférica de oxihemoglobina ($SpO_2$). A medida de saturação fornece informações sobre a impregnação de oxigênio da hemoglobina contida dentro das hemácias. Método prontamente disponível, rápido e não invasivo. As evidências atuais não suportam o uso de oximetria de pulso para detectar aspiração de forma isolada, uma vez que a assertividade do método em identificar aspiração apresenta uma sensibilidade que varia de 10 a 87%.[20]

## Ausculta Cervical
Método subjetivo realizado com estetoscópio posicionado na lateral da laringe, durante a deglutição. Permite a escuta dos sons da deglutição, antes, durante e após a passagem do bolo alimentar pela faringe, fornecendo pistas adicionais sobre a entrada ou não de alimento na via aérea inferior. Não permite a quantificação de acúmulo de estase no trajeto orofaríngeo, penetrações e aspirações, bem como as aspirações silentes. Estudos apontam que seu valor preditivo é baixo e sua validade na identificação da presença de disfagia é subjetiva. A ausculta cervical deve ser usada como um instrumento complementar para diagnosticar disfagia.[21]

## Avaliação da Tosse – Pico de Fluxo de Tosse (PFT)
A coocorrência de disfagia e distussia em várias populações de pacientes neurológicos tem chamado atenção para a importância deste teste na avaliação clínica. Estudos demonstraram que medidas voluntárias de pico de fluxo de tosse diferem em pacientes com e sem disfagia e demonstraram ter alta sensibilidade e especificidade na detecção de penetração/aspiração confirmada pelo VDG. O *peak flow* é o aparelho usado para realizar a medida do fluxo expiratório, ou de tosse, através de bucal ou máscara. Ele pode ser realizado acoplando o aparelho à face do paciente ou à traqueostomia. São realizadas 3 medidas e a maior define o valor de PFT. Em adultos, valores abaixo de 160 L/min indicam alto risco de aspiração laringotraqueal, pois a tosse é ineficaz, não protegendo a via aérea inferior; valores entre 160-270 L/min indicam médio risco de aspiração, necessitando de assistência para mobilizar a secreção; valores entre 270-360 L/min indicam baixo risco de aspiração, tosse fraca, mas eficaz se realizada repetidamente; valores acima de 360 L/min não indicam risco de aspiração, consideram a tosse eficaz, dentro da normalidade.[22]

## REABILITAÇÃO
O objetivo da reabilitação da disfagia é proporcionar uma via oral segura e eficiente. Para que isto ocorra, é imprescindível reduzir o risco de aspiração, aumentar a capacidade de ingesta por via oral e adequar o estado nutricional e de hidratação dos pacientes. O tratamento da disfagia pode ser medicamentoso, cirúrgico e comportamental. A atuação fonoaudiológica é comportamental e pode ser de compensação ou de reabilitação. Os ajustes compensatórios são de modificação de postura, consistência da dieta, hábitos de alimentação e adaptação de utensílios. A reabilitação neuromuscular inclui exercícios com objetivo de melhorar diretamente a anatomia neuromuscular, a fisiologia ou os circuitos neurais, fornecendo, assim, uma influência direta sobre os fundamentos biológicos da deglutição.[23-26]

O alimento pode e deve ser usado como estímulo gustativo ou como volume para o treino funcional. Caso seja necessário, o uso das manobras compensatórias é bem indicado. Para o restabelecimento da deglutição, faz-se necessário um treino funcional, intenso e repetitivo para correta modulação do aprendizado.

## Compensação
Engloba recursos e estratégias para compensar as alterações presentes na biodinâmica da deglutição, por meio de manobras passivas, modificação postural, adaptação de utensílios e de consistência, adequação de volume, ritmo de oferta, manobras de indução de deglutição e estimulação tátil térmica gustativa (ETTG). Importante ressaltar que nem todas as estratégias têm comprovação científica de sua eficácia, apesar de bastante usadas no meio clínico.[25,26]

## Postura Corporal
O paciente deve, preferencialmente, estar sentado entre 60° e 90°, tanto durante a refeição quanto durante a terapia.[25]

## Adaptação de Utensílios
A adaptação de utensílios proporciona a autonomia do paciente durante auto-ingesta, facilita a deglutição e até reduz os riscos de broncoaspiração.

Estratégias, como: alargamento dos cabos dos talheres, adaptação dos pratos com bordas mais altas, recorte dos copos em sua borda superior e alças beneficiam pacientes hemiparéticos ou hemiplégicos. Os talheres articulados absorvem os tremores e os pratos mais pesados ou com fixação, tipo velcro, ajudam pacientes com distúrbios do movimento. Colheres com cabos longos auxiliam no transporte do bolo em cavidade oral.

O uso de canudos pode facilitar ou prejudicar a deglutição de líquidos, uma vez que a coordenação sucção × deglutição pode estar alterada. Quando bem indicado, o canudo permite maximizar o controle oral e modular a resposta faríngea, de forma que a laringe permaneça em posição mais elevada. Quando o paciente não se beneficia com o uso do canudo, pode ser testado copos de transição com bicos ou mesmo na colher.[24-26]

## Adaptação de Consistência e Volume
A consistência e a viscosidade do alimento interferem na biomecânica da deglutição. O fonoaudiólogo deve testar qual é a consistência, viscosidade e volume seguros para o paciente. A consistência líquida, geralmente, é a mais arriscada, pois o líquido desloca-se rapidamente podendo ser facilmente aspirado. Sendo assim, as avaliações comumente se iniciam com a consistência pastosa (pudim), em volumes de 3, 5 e 10 mL e, à medida que o paciente vai conseguindo deglutir de forma segura, o profissional testa as outras consistências mais ralas (mel, néctar e líquido), além dos sólidos macios e duros.

## Ritmo de Oferta
A velocidade de alimentação deve ser monitorada no paciente disfágico. Um ritmo muito rápido ou muito devagar pode influenciar no volume total de ingesta ou aumentar o risco de broncoaspiração.[25]

## Manobra de Indução da Deglutição
Estratégias como: uso da colher vazia, pressão no centro da língua com colher, estabilidade dos lábios e da mandíbula, massagem em base de língua pela região submandibular ou em gengivas e toques na face podem induzir a deglutição, mesmo sem nova oferta de alimento.[24]

## Sabor – Estimulação Tátil Térmica Gustativa (ETTG)
A ETTG tem como objetivo maximizar a modulação oral e a resposta faríngea, por conta do aumento da frequência de deglutição por meio da ativação encefálica bilateral. A estimulação de um número maior de campos receptivos e seus neurônios sensoriais individuais induzem uma resposta faríngea mais forte com maior recrutamento e força muscular cortical. A alternância de sabores, temperatura e textura também proporcionam aumento da ativação aos proprioceptores orais.[25]

## Manobras Posturais de Cabeça
Favorecem o fechamento da via aérea inferior (VAI) e reduzem o risco de penetração e/ou aspiração laringotraqueal.
São:
- A manobra de cabeça inclinada para trás facilita o transporte do bolo alimentar, mas só deve ser usada nos casos em que a fase faríngea se encontre preservada;
- A manobra de cabeça inclinada para baixo (*chin-down*) maximiza o controle oral e evita escape precoce do alimento por aumentar o espaço valecular (proteção de VAI);
- A manobra de cabeça inclinada para o lado **bom** é indicada para casos de paresias ou paralisias unilaterais da faringe, pois direciona o alimento para o lado **bom** por gravidade e facilita o fechamento das pregas vocais (PPVV). Não há estudos comprovando eficácia;
- A manobra de cabeça virada para o lado **ruim** é indicada para casos de paresia/paralisia de faringe e de PPVV e para redução da abertura do segmento faringoesofágico (SFE). Esta manobra direciona o alimento para o lado **bom**, reduz o espaço do recesso piriforme do lado **ruim**, aumenta fechamento das PPVV e a abertura do SFE.

## Manobras de Limpeza Faríngea
Auxiliam na limpeza de estases faríngeas e reduzem o risco de aspiração laringotraqueal pós-deglutição.
São:
- A manobra de deglutição de esforço aumenta a pressão de língua e palato mole e possibilita maior elevação do complexo hiolaríngeo, além de reduzir estases em valéculas;
- A manobra de deglutições múltiplas favorece a limpeza dos resíduos faríngeos;
- A manobra de Masako (*tongue-hold*) é responsável por aumentar a pressão e o tempo de contato da base da língua com a parede posterior de faringe, favorecendo a contração dos músculos constritores da faringe;
- A manobra de Mendelsohn maximiza a elevação da laringe e a abertura da transição faringo-esofágica durante a deglutição e reduz a estase em recessos piriformes e no segmento faringoesofágico;[27]
- As manobras de pigarro, tosse e de escarro auxiliam na limpeza de estases faríngeas e laríngeas;
- A vocalização pós-deglutição auxilia no aumento do fluxo expiratório e na limpeza de materiais aspirados ou penetrados próximos às pregas vocais;
- A alternância de consistências, como o uso de líquidos por exemplo, ajuda na limpeza de estase **lavando** os resíduos faríngeos.

## Manobras de Proteção da Via Aérea
A manobra supraglótica protege a via aérea antes e durante a deglutição pelo fechamento das pregas vocais.[28] A manobra supersupraglótica protege a via aérea pelo fechamento das pregas vocais e das pregas vestibulares, além de aumentar a elevação laríngea.

## Exercício/Manobra de Shaker
Shaker é indicado para pacientes com redução da abertura do segmento faringoesofágico e da elevação laríngea. Este exercício fortalece a musculatura supra-hióidea e reduz a pressão do SFE. O paciente precisa deitar-se de barriga para cima, levantar a cabeça para que possa ver os pés sem levantar os ombros, e permanecer nesta posição por 1 minuto e descansar por 1 minuto. Ele deve repetir 3 vezes. Depois deve levantar e abaixar a cabeça 30 vezes.[29]

## Exercícios de Fortalecimento de Lábios, Língua, Bochechas, Pregas Vocais e Músculos Supra-Hióideos

Estes exercícios são usados quando observa-se alteração no controle oral do alimento, resíduos faríngeos, redução da elevação do complexo hiolaríngeo, penetração e aspiração laringotraqueal.[30]

## Exercícios Vocais

O método *Lee Silverman Voice Treatment* (LSVT®) foi criado para reabilitação vocal em pacientes com doença de Parkinson, embora também apresente resultados promissores para a disfagia. A técnica também pode ser empregada na reabilitação de disfagia e disartrofonia em paciente com outros diagnósticos neurológicos.[31]

## Treino de Força Muscular Expiratória (EMST)

O EMST é utilizado para aumentar o tempo de coaptação glótica e reduzir os episódios de penetração e aspiração laringotraqueal. O paciente deve ocluir as narinas com um clipe nasal e soprar forte e curto. O exercício deve ser feito em 5 séries de 5 repetições, uma vez ao dia, 5 dias por semana, durante 4 semanas.[32]

## Estimulação Elétrica Neuromuscular (EENM)

A EENM possibilita a contração muscular através de um estímulo elétrico realizado durante exercícios ou durante a deglutição funcional. Os eletrodos podem ser colocados em diferentes musculaturas. A frequência, intensidade, amplitude e tempo do estímulo elétrico é bastante variável. Usado tanto para ganho de força quanto de sensibilidade, e reduz a penetração e aspiração laringotraqueal.[33]

## COVID-19

Em 11 de março de 2020 a Organização Mundial da Saúde decretou estado de pandemia, devido ao COVID-19. COVID significa *Corona Virus Disease* (doença do Coronavírus) e 19 porque o registro dos primeiros casos foram divulgados no final de dezembro de 2019, na cidade de Wuhan na China. Corona, remete à coroa, e o vírus recebe esse nome pela semelhança quando é visto por um microscópio óptico.[34]

De acordo com o Ministério da Saúde,[35] os principais sintomas são: febre, tosse seca, hipo ageusia, anosmia, astenia, dor de garganta, cefaleia, dispneia, coriza, espirros, sintomas gastrointestinais (náusea, vômito e diarreia) e hiporexia. Os sintomas iniciam-se de forma leve e gradual, sendo que algumas pessoas infectadas não terão nenhum sintoma. A grande maioria se recupera sem nenhum tratamento específico (80%) e uma minoria terá a forma moderada da doença. Destes, 5% necessitará de internação na Unidade de Tratamento Intensivo (UTI), onde a mortalidade varia de 50-60%, sendo que alguns necessitarão de intubação orotraqueal, aumentando a mortalidade para 80%. A internação em UTI tem variado de 14 a 21 dias.[36]

A doença pode acometer indivíduos de qualquer idade, mas a mortalidade aumenta muito em pacientes idosos e/ou indivíduos com comorbidades associadas (cardiopatia, diabetes, obesidade, principalmente). A taxa de transmissão (seja de paciente contaminado sintomático ou não) é de 1:2,75. Atualmente a taxa de mortalidade está em 2%, mas varia conforme a faixa etária e estado de saúde prévio do indivíduo.[37]

O profissional de saúde, incluindo o fonoaudiólogo, deve atentar-se quanto às medidas de biossegurança para a realização de atendimento seguro, tanto para o profissional quanto para o paciente. O uso dos equipamentos de proteção individual (EPIs) faz-se de extrema importância, uma vez que os indivíduos podem estar contaminados e apresentarem a forma assintomática.

O Conselho Federal de Fonoaudiologia publicou em 15 de julho de 2020, o Manual de Biossegurança para a Fonoaudiologia, 2ª edição, com todas as informações necessárias para o profissional, como informações sobre higiene das mãos, paramentação e desparamentação dos EPI's, cuidados com o local de atendimento e material de uso compartilhado pelos pacientes.[38]

Em 19 de julho de 2020, a Sociedade Brasileira de Fonoaudiologia publicou o Segundo Direcionamento Científico – Atuação Fonoaudiológica em Disfagia na Pandemia de COVID-19.[39] O objetivo deste documento era facilitar o acesso dos profissionais à literatura científica com artigos comentados e o *link* para artigos originais.[40]

Sabe-se que o contágio pelo COVID-19 acontece pela exposição com o aerossol. Dentro das áreas de atuação da Fonoaudiologia, a avaliação e reabilitação da disfagia são as práticas em que o profissional está mais exposto ao vírus.

A avaliação clínica da deglutição à beira leito é um procedimento considerado de alto risco de contágio por solicitar a produção voluntária da tosse, pela maior probabilidade de ocorrerem tosses reflexas, por sua duração mais extensa e pela proximidade com o paciente.[41]

A doença ainda é muito recente e as pesquisas ainda carecem de dados mais robustos, mas alguns autores descreveram que, pela experiência clínica, as sequelas mais frequentes decorrentes da infecção pelo SARS-CoV-2 são: respiratórias, cognitivas e do sistema nervoso central e periférico, miopatias e neuropatia do paciente crítico, fraqueza muscular, disfagia, rigidez articular e dor e comprometimentos psiquiátricos. A ocorrência da disfagia estava presente em pacientes com insuficiência respiratória aguda, sendo possivelmente decorrente de causas mecânicas, redução da propriocepção e prejuízo laríngeo. A prevalência da disfagia pós-COVID-19 ainda é desconhecida, apesar de ser um achado frequente. Sendo assim, a triagem para a disfagia deve ocorrer em pacientes portadores do COVID-19, incluindo idosos em condições mais graves.[41]

A telefonoaudiologia e outros profissionais, como fisioterapia e enfermagem – que já têm contato com o paciente –, têm sido usados por muitos serviços para reduzir o risco de contágio, de forma a triar os pacientes com risco de disfagia. A partir do apontamento do risco por falhas na triagem ou queixas de disfagia, a avaliação de deglutição deve ser realizada.

Antes da avaliação, deve ser verificado se o paciente está estável do ponto de vista respiratório, sem necessidade de máscaras de alto fluxo e de ventilação mecânica, para que seja avaliada a deglutição. No caso de pacientes traqueostomizados, deve-se discutir com a equipe quanto ao melhor momento e se há indicação de desinsuflar o balonete ou adaptar a válvula de fala, por causa do alto risco de geração de aerossol e contágio. Pacientes laringectomizados totais, em uso de próteses traqueoesofágicas, devem ser treinados para realizarem a adaptação das mesmas.[42]

## CONSIDERAÇÕES FINAIS

A disfagia impacta negativamente na qualidade de vida do paciente, seja no aspecto emocional quanto nutricional, de hidratação e pulmonar. A identificação desses pacientes, seja através de rastreio ou de avaliação instrumental e funcional da deglutição, é importante para minimizar os efeitos negativos e possibilitar uma reabilitação eficaz.

# REFERÊNCIAS BIBLIOGRÁFICAS

1. Furkim A M, Silva RG. Programa de reabilitação em disfagia neurogênica. São Paulo: Frôntis Editorial; 1999.
2. Humbert I, Joel S. Tactile, gustatory, and visual biofeedback stimuli modulate neural substrates of deglutition. NeuroImage. 2012;59:1485-1490.
3. Costa MMB. Deglutição & Disfagia: Bases Morfofuncionais e Videofluoroscópicas. Rio de Janeiro: LABMOTDIG; 2013.
4. Martino R, et al. The Toronto Bedside Swallowing Screening Test (TOR-BSST) – Development and Validations of a Dysphagia Screening Tool for Patients with Stroke. Stroke. 2009;40(2):555-61.
5. Malandraki, et al. Neural Activation of Swallowing and Swallowing-Related Tasks in Healthy Young Adults: An Attempt to Separate the Components of Deglutition. Human Brain Mapping. 2009;30:3209-3226.
6. Gonçalves MI, Remaili C, Behlau M. Equivalência cultural da versão brasileira do Eating Assessment Tool – EAT 10. CoDAS. 2013;25(6):601-4.
7. Steele C, et al. Development of a Non-invasive Device for Swallow Screening in Patients at Risk of Oropharyngeal Dysphagia: Results from a Prospective Exploratory Study. Dysphagia. 2019;34:698-707.
8. Newman R, Vilardell N, Clavé P, et al. Effect of Bolus Viscosity on the Safety and Efficacy of Swallowing and the Kinematics of the Swallow Response in Patients with Oropharyngeal Dysphagia: White Paper by the European Society for Swallowing Disorders (ESSD). Dysphagia. 2016;31:232-249.
9. Humbert I A, Robbins J. Normal Swallowing and Functional Magnetic Resonance Imaging: A Systematic Review. Dysphagia. 2007;22:266-275.
10. Brasil. Ministério da Saúde. Secretaria de Atenção à Saúde. Departamento de Atenção Básica. Rastreamento. Brasília – DF. 2010.
11. Almeida, et al. Instrumentos de rastreio para disfagia orofaríngea no acidente vascular encefálico. Audiol Comunnicat Res. 2015;20(4):361-70.
12. Suiter D, Sloggy J, Leder S. Validation of the Yale Swallow Protocol: a Prospective Double-Blinded Videofluoroscopic Study. Dysphagia. 2014;29:199-203.
13. Trapl M, et al. Dysphagia Bedside Screening for Acute- Stroke Patients: The Gugging Swallowing Screen. Stroke. 2007;38(11):2948-52.
14. Mchorney, et al. The SWAL-QOL and SWAL-CARE Outcomes Tool for Oropharyngeal Dysphagia in Adults: I – conceptual foundation and item development. Dysphagia. 2000(a);15:115-21.
15. Portas JG. Validação para a língua portuguesa brasileira dos questionários: Qualidade de vida em disfagia (SWAL-QOL) e Satisfação do paciente e qualidade do cuidado no tratamento da disfagia (SWAL-CARE). 2009. 58p. (Mestrado em Oncologia) - Fundação Antônio Prudente. São Paulo; 2009.
16. Barros, et al. Autopercepção da desvantagem vocal (VHI)e qualidade de vida relacionada à deglutição (SWAL-QOL) de pacientes laringectomizados totais. Rev Bras Cir Cabeça Pescoço. 2007;36(1):32-37.
17. Rinkel RN, et al. The psychometric and clinical validity of the SWAL-QOL questionnaire in evaluating swallowing problems experienced by patients with oral and oropharyngeal cancer. Oral Oncology. 2009;45:e67-e71.
18. Belafsky, et al. Validity and Reliability of the Eating Assessment Tool (EAT-10). Annals of Otology, Rhinology & Laryngology. 2008;117(12):919-924.
19. Groher ME, Crary MA. Dysphagia: Clinical Management in Adults and Children. 2nd Edition. Missouri: Elsevier; 2016.
20. Britton D, et al. Utility of Pulse Oximetry to detect aspiration: An evidence-based systematic review. Dysphagia. 2018;33(3):282-292.
21. Vale-Prodomo LP, Carrara-De-Angelis E, Barros APB. Avaliação clínica fonoaudiológica das disfagias. In: Jotz, GP; Carrara-De-Angelis, E.; Barros, APB. Tratado da deglutição e disfagia. Rio de Janeiro: Revinter; 2009. p. 61-67.

22. Plowman E, et al. Voluntary Cough Airflow Differentiates Safe versus Unsafe Swallowing in Amyotrophic Lateral Sclerosis. Dysphagia. 2016;31:383-90.
23. Malandraki G, Robbins J. Disphagia in Aminoff Mj, Boller F, Swaab DF. Handbook of Clinical Neurology. 3rd series. Vol. 110. The Netherlands: Elsevier; 2013. p. 255-271.
24. Mourão LF. Princípios da Intervenção Terapêutica Fonoaudiológica na Disfagia Orofaríngea neurogênica em Adulto in MARCHESAN IQ; SILVA HJ; TOMÉ MC. Tratado de Especialidades em Fonoaudiologia. São Paulo: Guanabara Koogan; 2014. p 151-168.
25. Silva RG, Luchesi KF, Furkim AM. Programas de Intervenção Fonoaudiológica para Disfagia Orofaríngea Neurogênica em Adultos in DEDIVITES, R; SANTORO P; ARAKAWA-SUGENO, L. Manual Prático de Disfagia – Diagnóstico e Tratamento. Rio de Janeiro: Revinter; 2017. p. 213-222.
26. Furkim NA, Nascimento JJR. Gestão e Gerenciamento em Disfagia Orofaríngea. in Marchesan Iq; Silva Hj; Tomé Mc. Tratado de Especialidades em Fonoaudiologia. São Paulo: Guanabara Koogan; 2014. p. 127-150.
27. Crary MA, Carnaby-Mann GD, Groher ME, Helseth E. Functional benefits of dysphagia therapy using adjunctive sEMG biofeedback. Dysphagia. 2004;19(3):160-4.
28. Nagaya M, Kachi T, Yamada T, Sumi Y. Videofluorographic observations on swallowing patients with dysphagia due to neurodegenerative diseases. Nagoya J Med Sci. 2004;67(1-2):17-23.
29. Shaker R, et al. Rehabilitation of swallowing by exercise in tube-fed patients with pharyngeal dysphagia secondary to abnormal UES opening. Gastroenterology. 2002;122:1314-21.
30. Hwang CH, Choi KH, Ko YS, Leem CM. Pre-emptive swallowing stimulation in long-term intubated patients. Clinical Rehabilitation. 2007;21:41-6.
31. El Skarkawi A, Ramig L, Logemann JA, et al. Swallowing and voice effects of Lee Silverman Voice Treatment (LSVT®): a pilot study. J Neurol Neurosurg Psychiatry. 2002;72:31-36.
32. Trouche, et al. Aspiration and swallowing in Parkinson disease and rehabilitation with EMST: a randomized trial. Neurology. 2010;75(23):1912-19.
33. Carnaby-Mann GD, Crary MA. Adjunctive neuromuscular electrical stimulation for treatment-refractory dysphagia. Ann Otol Rhinol Laryngol. 2008;117:279-87.
34. Zou L, et al. SARSCoV-2 Viral Load in Upper Respiratory Specimens of Infected Patients. N Engl J Med 2020;328:1177-1179.
35. Ministério da Saúde do Brasil. Coronavírus. [acesso em 29 jul 2020]. Disponível em https://coronavirus.saude.gov.br/sobre-a-adoenca#o-que-e-covid.
36. AMIB. Comunicado da AMIB sobre o avanço do COVID-19 e a necessidade de leitos em UTIs no futuro. [acesso em 29 jul 2020]. Disponível em http://www.somiti.org.br/arquivos/site/comunicacao-da-amib-sobre-o-avanco-do-covid-19-e-a-necessidade-de-leitos-em-utis-no-futuro.pdf.
37. Baud D, Qi X, Nielsen-Saines K, et al. Real estimates of mortality following COVID-19 infection. Lancet. 2020;20(7):773.
38. Conselho Federal de Fonoaudiologia. Manual de Biossegurança para a fonoaudiologia 2ª. ed. – Revisada e ampliada. Brasília, DF, 2020.
39. Sociedade Brasileira de Fonoaudiologia. Segundo Direcionamento Científico – Atuação Fonoaudiológica em Disfagia na Pandemia de COVID-19. 2020.
40. Carda S, et al. Covid-19 pandemic. What should PRM specialists do? A clinician's perspective. Eur J Phys Rehabil Med. 2020.
41. Bolton L, et al. Aerosol generating procedures, dysphagia assessment and covid-19: a rapid review. Int J Lang Commun Disord. 2020.
42. Miles A, et al. Dysphagia care across the continuum: a multidisciplinary dysphagia research Society taskforce report of service-delivery during the covid-19 global pandemic. Dysphagia. 2020.

# REABILITAÇÃO VESTIBULAR

Patrícia Cotta Mancini ▪ Najlla Lopes de Oliveira Burle
Vinícius Soares Garcia

## INTRODUÇÃO

Segundo o *National Institutes of Health*,[1] mais de quatro em cada dez americanos apresentarão alguma vez um episódio de tontura que os levará a procurar um médico. No Brasil, a tontura é a terceira queixa mais comum em consultórios médicos, perdendo somente para a dor e a febre. A tontura pode ter uma série de causas e mais de 300 quadros clínicos podem estar associados a esse sintoma.

O Comitê de Audição e Equilíbrio da Academia Americana de Otorrinolaringologia e Cirurgia de Cabeça e Pescoço[2] define tontura como **toda e qualquer sensação ilusória de movimento sem que haja movimento real em relação à gravidade**. A tontura pode provocar receio ao movimento, alterações de marcha, ansiedade, insegurança, medo e depressão, além de sintomas autonômicos secundários, como sudorese, náusea e vômitos. As tonturas frequentemente comprometem as atividades sociais, familiares e profissionais e trazem como consequências prejuízos físicos, financeiros e psicológicos, contribuindo substancialmente para uma piora na qualidade de vida.

A tontura é um sintoma predominante no sexo feminino (1,3 para 1) e sua incidência aumenta significativamente com o avançar da idade. As tonturas e os distúrbios do equilíbrio estão entre as três razões mais comuns pelas quais os idosos procuram um médico, e esses distúrbios constituem fatores de risco altamente significativos para quedas na população idosa.

As causas dos distúrbios do equilíbrio incluem deficiências vestibulares periféricas e centrais, mas podem ainda estar localizadas em outros sistemas, com diversas etiologias (vasculares, metabólicas, inflamatórias, neurológicas e psicológicas). Por isso, é importante que o paciente seja avaliado pelo médico, a fim de determinar a causa da tontura ou vertigem. A avaliação clínica do paciente com sintomas de tontura deve ser fundamentada em um sólido conhecimento da anatomofisiologia do sistema vestibular periférico e central, bem como dos aspectos psicofísicos envolvidos na manutenção do equilíbrio corporal.

## O SISTEMA VESTIBULAR NA MANUTENÇÃO DO EQUILÍBRIO CORPORAL

O equilíbrio corporal é mantido por meio da interação harmônica entre as informações provenientes dos sistemas sensoriais vestibular, visual e proprioceptivo, associado ao processamento do sistema nervoso central e à execução do sistema neuromuscular.

Ele pode ser considerado, de maneira funcional, como o somatório da visão e da propriocepção, sendo modulado pelo cerebelo, onde a visão fornece a referência espacial do indivíduo e a propriocepção compõe-se de mecanismos como tônus, postura e movimentos articulares.

## Anatomia do Sistema Vestibular
O sistema vestibular pode ser considerado, de forma anatômica, subdividido em duas partes: labirintos ósseo e membranáceo.

### Labirinto Ósseo
Também conhecido como labirinto posterior, é composto pelos canais semicirculares, cóclea e o vestíbulo. Trata-se de uma estrutura óssea, medindo cerca de 20 mm de comprimento no seu maior eixo, localizada na parte petrosa do osso temporal bilateralmente, paralelo à face posterior da porção petrosa. Ele é preenchido por perilinfa, ultrafiltrado do liquor, semelhante ao meio extracelular, sendo, desta forma, rico em sódio e pobre em potássio.

### Labirinto Membranáceo
Localiza-se suspenso no labirinto ósseo, constituído pelo utrículo e sáculo (que juntos, constituem o chamado labirinto vestibular) e três ductos semicirculares (situados nos canais semicirculares). O labirinto membranáceo, por sua vez, é preenchido pela endolinfa, sendo rica em potássio e pobre em sódio.

O utrículo é a maior das duas vesículas vestibulares, tendo sua porção sensorial denominada mácula. Na sua porção anteromedial, nasce o ducto utrículo-sacular, que promove sua ligação estrutural para com sáculo e ducto endolinfático. Em seu interior, na porção inferior, encontra-se um espessamento denominado mácula utricular, também chamada de lápilus.

O sáculo é a menor das duas vesículas vestibulares, esférico, apresentando sua parede anterior espessada, constituindo uma região denominada mácula do sáculo, ou rágata, por onde os filamentos saculares do nervo vestíbulocolear são distribuídos.

Os ductos semicirculares localizam-se dentro dos canais semicirculares e se abrem no utrículo, em uma região dilatada denominada ampola, contendo nesta região uma estrutura sensorial muito específica, chamada de crista ampular.

Os canais semicirculares encontram-se dispostos de tal maneira que um deles localiza-se em um plano horizontal e, desta forma, seus receptores captam variações posturais na rotação da cabeça, enquanto outro configura-se no plano frontal, tendo seus receptores captando movimentos para a direita e para a esquerda, e ainda um terceiro, em plano sagital, sensível a inclinações da cabeça para frente e para trás. Os canais semicirculares estão dispostos de com uma angulação entre eles de 90°.

## Fisiologia do Sistema Vestibular
A célula ciliada é o elemento receptor do labirinto vestibular, sendo pré-sináptica ao nervo vestibular. Em sua superfície, encontram-se os cílios, cujos movimentos, resultantes da energia mecânica, são transformados em sinal biológico e enviados ao nervo vestibular.

O nervo vestibular é dividido em dois ramos, superior e inferior, cujos corpos celulares, encontram-se no gânglio de Scarpa, próximo ao meato acústico interno. O nervo vestibular se une ao nervo coclear para formar o nervo vestibulococlear, cujas fibras sensitivas seguem em direção aos núcleos vestibulares da ponte.

Os núcleos vestibulares localizam-se no assoalho do IV ventrículo, na junção entre ponte e bulbo, sendo quatro: lateral, medial, superior e inferior. Cada um deles se caracteriza quanto ao tipo de aferência que recebem.

As vias vestibulares centrais são estruturas de sistema nervoso central com intrínseca relação para com os núcleos vestibulares, sendo de cunho excitatório ou inibitório. São as vias comissurais, vestibuloespinais e as vestibuloculares. Como estrutura do sistema nervoso central, o cerebelo controla a atividade dos núcleos vestibulares, recebendo eferências diretas ou indiretas do labirinto.

Ao estimular os receptores labirínticos, são desencadeados reflexos, que podem ser de direcionamento (detectando a posição da cabeça em relação à gravidade), de equilíbrio estático (corrigindo a posição da cabeça em relação às mudanças de posição, garantindo tônus muscular adequado e evitando quedas) ou de equilíbrio dinâmico (sustentando a cabeça e o corpo durante mudanças súbitas de orientação no espaço ou durante os movimentos corporais). São os reflexos vestibuloespinais, que atuam no pescoço e membros, a partir de informações sensoriais dos órgãos otolíticos e dos canais semicirculares, e os cervicocervicais, que são ativados por informações advindas da coluna vertebral e dos fascículos neuromusculares, projetando-se, em sua maioria, nos núcleos vertebrais.

Na estabilização do corpo no espaço, quatro reflexos são envolvidos na interface para com o campo visual:

1. *Os vestibulococleares*: que produzem movimento compensatório no sentido oposto ao de movimentação da cabeça, mantendo uma visão adequada durante o deslocamento;
2. *O optocinético*: que estabiliza imagens móveis sobre a retina em um campo visual, que se apresenta em duas porções; a cortical e subcortical, sendo esta última responsável pelo nistagmo optocinético;
3. *O cervicocular*: influenciado por movimentos oculares lentos, com pouco papel na estabilização do olhar, mas com ganho importante após uma lesão vestibular (hiperreflexia);
4. *O seguimento lento*: que é o reflexo de estabilização do olhar, que permite focalizar sobre a fóvea um objeto que se desloca.

Por fim, no córtex cerebral, as representações do sistema vestibular são o córtex visual primário, o córtex temporal medial e súperomedial e córtex parietal posterior e frontal. Sua existência foi sugerida por duas observações: os potenciais evocados no córtex cerebral entre a área auditiva e sensorial somática após o estímulo do labirinto de animais e a demonstração em humanos de sensação de vertigem após estimulação direta do córtex do lobo temporal.

## FUNDAMENTOS DA REABILITAÇÃO VESTIBULAR

A reabilitação vestibular (RV) é um processo terapêutico que busca, por meio de exercícios físicos específicos e repetitivos, a aceleração dos mecanismos de compensação, adaptação e/ou habituação, ferramentas estas de plasticidade neuronal no sistema nervoso central. A reabilitação vestibular tem como principal objetivo a restauração da função do equilíbrio, ou que esta se aproxime ao máximo do normal.

### Compensação

É o mecanismo de reaprendizado neurossensorial envolvendo as estruturas integradas do sistema nervoso central corresponsáveis pela manutenção do equilíbrio (visão, propriocepção, audição, além do tronco cerebral e cerebelo). É desta forma, um mecanismo adaptativo do comportamento motor vestibular.

Por sua vez, a **habituação** consiste na redução das respostas sensoriais a estímulos repetidos em intervalos regulares de tempo. A habituação é alcançada pela diminuição da resposta vestibular, levando consequentemente a diminuição da amplitude do nistagmo. A habituação promove o máximo de integração entre todos os sensores envolvidos no equilíbrio corporal:

- Visual;
- Proprioceptivo;
- Vestibular.

Na **adaptação** vestibular, o sistema vestibular se configura de modo a conseguir receber e processar informações incompletas ou distorcidas, adequando-se aos estímulos, como são apresentados.

A reabilitação vestibular pode ser realizada em associação a outras terapias, tais como a farmacoterapia. Neste caso, é muito importante conhecer os medicamentos que podem ser utilizados nos casos de tontura, pois certas drogas aceleram a compensação e outras retardam o processo.

O paciente que se beneficia da reabilitação vestibular é aquele que possui tontura crônica devido à disfunção vestibular uni ou bilateral, vertigem posicional, déficit multissensorial do idoso e vertigens de origem psicogênica. Nos casos de alterações vestibulares centrais, principalmente aquelas decorrentes de doenças progressivas ou degenerativas como o Parkinson e a esclerose múltipla, estudos apontam que os exercícios podem também trazer benefícios a esses pacientes.[3-5]

## AVALIAÇÃO DO PACIENTE

### Avaliação Médica

A avaliação médica do paciente com queixa de vertigem é muito importante para o sucesso de terapia de reabilitação vestibular. De acordo com sua etiologia, define-se a melhor forma de tratamento: medicamentosa, cirúrgica ou reabilitação vestibular.

A terapêutica é personalizada a cada paciente, podendo este receber tanto elementos medicamentosos quanto de terapia de reabilitação vestibular. O determinante para uma escolha adequada é a definição da causa e os fatores concomitantes que envolvem os sintomas do paciente, como comorbidades agregadas, capacidade física para realização de determinados exercícios e até o estado psicológico do paciente.

Uma avaliação otoneurológica completa é fundamental para um diagnóstico assertivo da atividade vestíbulo-coclear e o direcionamento preciso da terapia a ser realizada. O sucesso da terapia de reabilitação vestibular dependerá de vários fatores, como a etiologia da tontura, idade do paciente, medicações de uso contínuo, e a capacidade individual de realizar as atividades propostas. É importante considerar que os exercícios têm como objetivo a estimulação e interação dos sistemas visual, proprioceptivo e vestibular, e por isso pacientes em uso de medicamentos antivertiginosos não devem ser encaminhados à reabilitação vestibular.

### Avaliação Fonoaudiológica

A avaliação funcional do equilíbrio deve ser composta por anamnese detalhada, equilibriometria, testes de equilíbrio estático e dinâmico, provas cerebelares e testes complementares, quando necessário. A anamnese deve ser direcionada para queixa do paciente e tem como objetivo compreender os sinais e sintomas autorrelatados. Neste momento, é fundamental identificar se a descrição apresenta-se como um quadro sugestivo de alteração periférica ou central, bem como se há associações com doenças de base ou hábitos de vida. Além dos dados de identificação do paciente, a anamnese deve conter perguntas sobre a queixa principal, medicamentos em uso, duração da tontura ou vertigem, frequência, sintomas associados, histórico de doenças atuais e pregressas, além de hábitos de vida. A Figura 10-1 ilustra um exemplo de protocolo de anamnese sugerido pela Sociedade Brasileira de Fonoaudiologia para o registro dos principais aspectos da história clínica do paciente com tontura.[6]

A equilibriometria faz parte da avaliação otoneurológica e investiga a função vestibular e suas correlações com o sistema ocular e proprioceptivo, função cerebelar, medula espinhal e a formação reticular no tronco cerebral. É importante realizar o teste vestibular para verificar se existe ou não comprometimento vestibular, identificar o lado da lesão, localizar o nível da lesão e seu prognóstico, além de monitorar o paciente de acordo com a terapêutica empregada.

Os testes de equilíbrio estático e dinâmico são realizados para avaliar o equilíbrio nas condições de repouso e em movimento retilíneo, respectivamente. Algumas provas importantes e de fácil aplicabilidade são comumente utilizadas na prática clínica, sendo as mais frequentemente empregadas:

- *Prova de Romberg*: o paciente deve manter os pés juntos, braços estendidos ao longo do corpo, inicialmente com os olhos abertos e, em seguida, olhos fechados. Nas alterações periféricas são observadas lateropulsões para o lado lesado. Nas alterações centrais, são observadas ântero ou retropulsões;
- *Prova de Romberg-Barré*: o paciente deve manter os pés um à frente do outro, braços estendidos ao longo do corpo, inicialmente com os olhos abertos e, em seguida, olhos fechados.

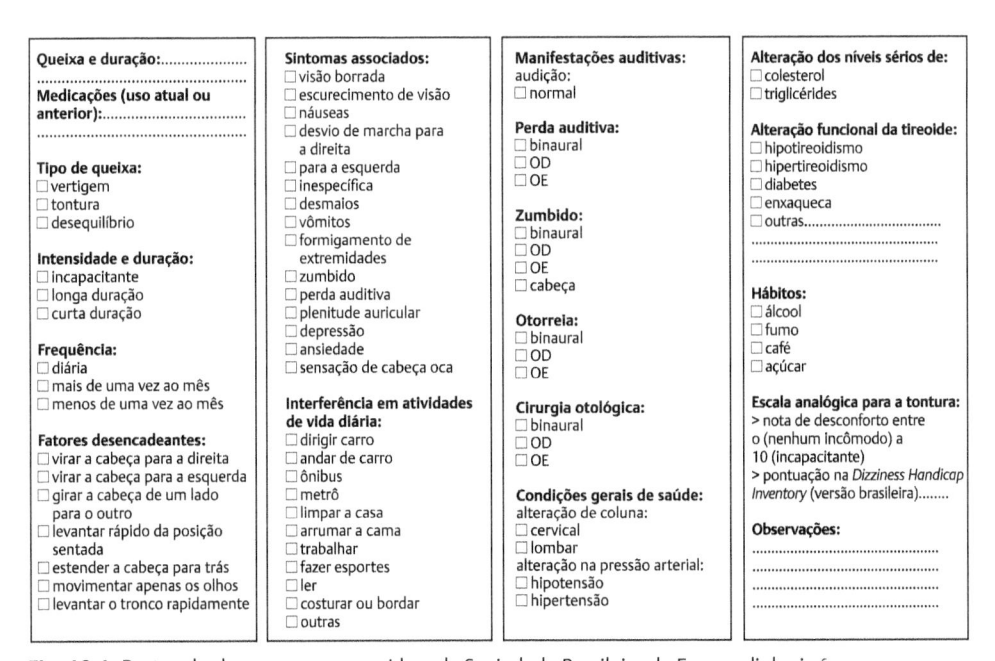

**Fig. 10-1.** Protocolo de anamnese sugerido pela Sociedade Brasileira de Fonoaudiologia.[6]

É importante considerar que indivíduos com dificuldade em realizar a prova de Romberg, certamente terão muita dificuldade na realização desta prova;
- *Unterberger*: de pé, o paciente deverá marchar no mesmo lugar, com os braços estendidos ao longo do corpo, inicialmente com os olhos abertos e, em seguida, olhos fechados. Movimentos rotacionais superiores a 45° sugerem alteração periférica para o lado onde foi observado o desvio;
- *Fournier*: o paciente deverá manter-se com um dos pés levantados. Observa-se lateropulsão para o lado lesado.

As provas cerebelares devem ser efetuadas sempre, uma vez que o estudo da relação entre função cerebelar e vestibular é fundamental para o diagnóstico. Os testes usuais são index-index (prova de braços estendidos e dismetria) e diadococinesia.

O Index-Index é uma prova que consiste no paciente elevar os braços na altura dos ombros, apontar os dedos indicadores para frente e, em seguida fechar os olhos. Nas alterações periféricas, observa-se um desvio harmônico para o lado acometido. Já nas alterações centrais, observam-se desvios desarmônicos e dismetria.

Na diadococinesia, o paciente deve realizar movimentos rápidos e alternados entre palma e dorso de mão sobre as coxas. A falta de sincronização do movimento é sugestivo de alteração central.

Esses testes de equilíbrio estático, dinâmico e provas cerebelares devem ser considerados como testes de importância complementar, pois são de difícil interpretação e, portanto, precisam ser confrontados com outros achados do exame da função vestibular. Em linhas gerais, desvios poderão ser vistos nas lesões labirínticas, porém o tônus e a coordenação estarão preservados. A astenia, a fadiga e a incoordenação dos movimentos poderão ser encontrados nas lesões cerebelares.

O teste de *Head Shaking Induced Nystagmus* é realizado com o paciente sentado na maca olhando para o terapeuta, que fica em pé à frente do paciente. Pede-se que o paciente feche os olhos e, com as duas mãos, o terapeuta faz movimentos com a cabeça do paciente para a esquerda e para a direita repetidamente, em movimentos rápidos, por 20 ciclos. Ao parar, é solicitado que o paciente abra os olhos e verifica-se a presença de nistagmo. Quando positivo, sugere comprometimento vestibular.

O uso do vídeo Frenzel pode ser de grande valia, uma vez que este instrumento permite a visualização e gravação do nistagmo, permitindo observar com maior clareza a presença ou não de nistagmo, bem como sua direção e padrão.

## REABILITAÇÃO VESTIBULAR

A reabilitação vestibular é uma proposta terapêutica importante no tratamento do paciente com desordens de equilíbrio, proporcionando, na maioria das vezes, uma acentuada melhora em seu bem-estar e sua qualidade de vida. Compreende de um tratamento complementar não invasivo que se baseia em grupos de exercícios personalizados, que, quando em conjunto com uma modificação dos hábitos de vida e orientações alimentares para equilíbrio metabólico, tem resultados benéficos no controle postural a curto e longo prazo. Baseia-se na utilização de mecanismos elencados em reflexos para o reestabelecimento e manutenção do equilíbrio.

A terapia de reabilitação vestibular deverá ser iniciada o mais precocemente possível com o intuito de restabelecer os mecanismos de compensação vestibular central. Esta compensação se dá por meio da estimulação de atividade neural no cerebelo e tronco, respondendo ao estresse advindo da atividade sensorial inadequada, que produz alterações na atividade vestibular periférica e central.

Os objetivos são:

A) Promover a estabilização visual e aumentar a interação vestíbulo-visual durante a movimentação da cabeça;
B) Proporcionar uma melhor estabilidade estática e dinâmica nas situações de conflito sensorial;
C) Diminuir a sensibilidade individual durante a movimentação cefálica.

A reabilitação vestibular pode ser realizada por meio de:

A) Protocolos de exercícios que envolvem a estimulação do equilíbrio estático, do equilíbrio dinâmico, da coordenação do equilíbrio e dos movimentos oculomotores;
B) Manobras para o reposicionamento de otólitos, indicadas nos casos de vertigem posicional paroxística benigna.

Portanto, deve-se, primeiramente, fazer uma anamnese detalhada do paciente encaminhado para a reabilitação vestibular, a fim de identificar prováveis causas da tontura crônica, avaliar os hábitos de vida, duração da tontura ou vertigem e posições que provocam a tontura/vertigem. Com base nos sintomas apresentados, o fonoaudiólogo deverá utilizar protocolos de exercícios progressivos ou manobras para o reposicionamento de otólitos, dependendo de cada caso.

## Protocolos de Exercícios

Cawthorne em 1944 e Cooksey em 1946 foram os primeiros a descreverem exercícios de reabilitação para os casos de disfunção vestibular. Os exercícios podem ser utilizados com qualquer população e devem ser realizados por 15 minutos, duas vezes ao dia. Os exercícios devem ser progressivamente dificultados, a partir da melhora clínica do paciente. São realizados movimentos com os olhos, com a cabeça, em posição sentada e em pé e, por último, exercícios de movimentação corporal. Esse protocolo ainda é muito utilizado atualmente, mas é indicado que o fonoaudiólogo selecione os exercícios mais adequados para cada caso, tornando a reabilitação vestibular personalizada e com foco nas dificuldades apresentadas. O Quadro 10-1 apresenta os exercícios do protocolo desses autores.[7,8]

Existem outros protocolos para a reabilitação vestibular, tais como estimulações optovestibulares,[9] exercícios para estimular a adaptação vestibular,[10] protocolo da *Associazione Otologi Ospedalieri Italiani*,[11] exercícios com bolas de Taguchi,[12] dentre outros. Em suma, os protocolos visam à melhora do equilíbrio global, a partir de exercícios de equilíbrio estático, de equilíbrio dinâmico, de coordenação de equilíbrio e de movimentos oculomotores. Nossa experiência mostra que é importante considerar o quadro, as particularidades e necessidades de cada paciente, elaborando uma lista de exercícios adequada, que promova sintomas mínimos a moderados de tontura. O paciente deve ser orientado a realizar os exercícios em casa por 10 a 15 minutos, duas vezes ao dia. Os exercícios de cada grupo devem ser ajustados a cada sessão, sendo dificultados gradativamente com base na melhora dos sintomas: olhos abertos e fechados, superfícies rígidas e macias, pés afastados e progressivamente mais juntos, até ficar um à frente do outro, bem alinhados (diminuição da base de apoio para uma maior estimulação da propriocepção). Os exercícios devem promover a habituação da tontura e, consequentemente, melhora do equilíbrio de acordo com as demandas pessoais e sociais do paciente. O Quadro 10-2 mostra exemplos de exercícios de cada um desses grupos utilizados na RV.

**Quadro 10-1.** Exercícios de Cawthorne e Cooksey[7,8]

A. Na cama:
   1. Movimentos oculares – primeiro lentos, depois rápidos
      a) Para cima e para baixo
      b) De um lado para outro
      c) Concentrando-se no movimento dos dedos, de 90 a 30 cm da face
   2. Movimentos cefálicos – primeiro lentos, depois rápidos; depois com olhos fechados
      a) Para cima e para baixo
      b) De um lado para outro
B. Sentado:
   1 e 2. Igual anterior
   3. Encolher os ombros e fazer movimentos circulares
   4. Inclinar o tronco para frente e pegar objetos no chão
C. Em pé:
   1. Igual A1, A2 e B3
   2. Mudar a posição sentada para de pé, com os olhos abertos e fechados
   3. Jogar uma bola pequena de uma mão para outra
   4. Jogar a bola de uma mão para outra embaixo do joelho, alternadamente
   5. Levantar-se a partir da posição sentada, girando durante o movimento
D. Outros movimentos:
   1. Circular ao redor de uma pessoa que está no centro, que joga uma bola grande (que lhe deve ser devolvida)
   2. Andar pela sala com os olhos abertos e fechados
   3. Subir e descer uma rampa com olhos abertos e fechados
   4. Subir e descer uma escada com olhos abertos e fechados
   5. Qualquer jogo que envolva a inclinação para frente e extensão do tronco, como boliche, acertar jogos dentro de uma cesta ou basquete

**Quadro 10-2.** Exercícios Utilizados na Reabilitação Vestibular

| Grupo | Exemplos | Para dificultar gradativamente |
|---|---|---|
| Equilíbrio estático | 1. Fique de pé ao lado de uma parede com os pés juntos e olhe para um ponto fixo à sua frente por 1 minuto<br>2. Ao lado de uma parede, fique na ponta dos pés e mantenha essa posição por 1 minuto, olhando para um ponto fixo<br>3. Ao lado de uma parede, fique em pé sobre a ponta dos pés e calcanhar, alternadamente. Faça este exercício 20 vezes | Olhos fechados por períodos de tempo crescentes, até realizar o exercício somente com olhos fechados; superfícies rígidas e depois macias (almofada ou travesseiro fino); diminuir a base de apoio até que os pés fiquem um adiante do outro, bem alinhados; acrescentar o estímulo vestibular solicitando ao paciente que leve a cabeça para um lado e outro enquanto realiza o exercício, mantendo os olhos fixos em um ponto à sua frente; aumentar o tempo do exercício até 2 minutos |

**Quadro 10-2.** *(Cont.)* Exercícios Utilizados na Reabilitação Vestibular

| Grupo | Exemplos | Para dificultar gradativamente |
|---|---|---|
| Equilíbrio dinâmico | 1. Caminhe normalmente ao lado de uma parede, olhando para um ponto fixo à sua frente, durante 1 minuto<br>2. Coloque 2 objetos no chão com uma distância aproximada de 1 metro entre eles. Circule esses objetos como se estivesse escrevendo um **8** no chão, olhando para frente enquanto circula os objetos, por 1 minuto<br>3. Caminhe fazendo um círculo no chão. Comece com um círculo maior e, aos poucos, diminua seu tamanho. Faça um círculo caminhando para direita e, em seguida, faça outro círculo na direção contrária. Faça esse exercício por 1 minuto<br>4. Caminhe formando um zigue-zague, como se estivesse desenhando um **Z** no chão, durante 1 minuto | Leve a cabeça para um lado e para outro enquanto caminha; leve a cabeça para cima e para baixo enquanto caminha; passe uma bola de uma mão para outra enquanto caminha; aumentar o tempo do exercício até 2 minutos |
| Coordenação de equilíbrio | 1. Marche 10 passos ao lado de uma parede olhando para um ponto fixo à sua frente, tentando não sair do lugar | Aumentar para 20, 30, até 40 passos; alternar olhos abertos e fechados; marchar passando uma bola por baixo de cada joelho |
| Movimentos oculomotores | 1. Fixe um cartão na parede à altura dos olhos e fique de frente para o cartão, à distância de um braço da parede. Mova a cabeça para a direita e esquerda, como se estivesse dizendo **NÃO** com a cabeça, mantendo os olhos sempre fixos no cartão durante 1 minuto, sem parar. Repita o exercício como se estivesse dizendo **SIM** com a cabeça, movimentando para cima e para baixo sem tirar os olhos do cartão, durante 1 minuto. Mantenha os olhos fixos no cartão por 2 minutos<br>2. Segure o cartão à sua frente na altura dos olhos, com o braço esticado. Mova a **cabeça e o cartão** para a direita e esquerda, como se estivesse dizendo **NÃO** com a cabeça, mantendo os olhos fixos no cartão durante 1 minuto, sem parar. Repita o exercício como se estivesse dizendo **SIM** com a cabeça, movimentando para cima e para baixo, sem tirar os olhos do cartão, por mais 1 minuto<br>3. Faça o exercício anterior levando o cartão para um lado e a cabeça para o outro e vice-versa, mantendo os olhos fixos no cartão, por 1 minuto<br>4. Deixe um cartão fixo na parede e fique de frente para o cartão, à distância de um braço da parede, e rode a cabeça lentamente tentando formar um círculo. Repetir o exercício para o lado oposto | Levar a cabeça para um lado e outro/para cima e para baixo, mantendo os olhos fixos no cartão; aumentar gradativamente a amplitude e velocidade do movimento cefálico; aumentar o tempo do exercício para 2 minutos no total |

## Uso de manobras

A vertigem posicional paroxística benigna (VPPB) é a causa mais comum de vertigem. Não é uma doença, mas sim um transtorno biomecânico do labirinto resultante do desprendimento de detritos otoconiais da mácula utricular que passam a flutuar livremente durante a movimentação cefálica. Pode ser classificada em ductolitíase, quando os detritos otoconiais encontram-se flutuando livremente nos canais semicirculares (CSC), ou cupulolitíase, quando estes encontram-se aderidos à cúpula dos CSC.

A queixa mais comum do paciente é de episódios breves de vertigem (cerca de um minuto de duração), geralmente, em posições cefálicas que envolvem a extensão rápida do pescoço ou rotação do corpo para um dos lados. O tratamento consiste em manobras de reposicionamento dos otólitos com o objetivo de retornar as otocônias para a mácula. O diagnóstico da VPPB é essencialmente clínico, baseado nas queixas apresentadas pelo paciente e na realização de manobras diagnósticas. Deve-se realizar a Manobra de Dix-Hallpike para avaliação dos CSC anteriores e posteriores (para a direita e esquerda), e a *Supine Roll Test* (teste do giro rápido da cabeça em supino) para avaliação dos CSC horizontais. A observação do nistagmo é essencial para avaliar o canal e o lado acometido.

Após o diagnóstico, a RV é baseada somente em manobras para o reposicionamento dos otólitos. O paciente com VPPB não precisa ser submetido aos exercícios de RV convencionais, pois somente as manobras são suficientes para a solução do transtorno biomecânico transitório dos otólitos, quando realizadas corretamente. A manobra mais eficaz para o tratamento da VPPB de CSC posteriores é a manobra de Epley. Outras manobras utilizadas são as de Semont e de Brandt-Daroff.

As manobras de tratamento para VPPB de CSC horizontais são de Lampert (ou Barbecue Roll Maneuver) ou de Gufoni. Para o tratamento de VPPB de CSC anteriores deve-se utilizar a Manobra de Yacovino. Cabe ao fonoaudiólogo identificar o lado e o CSC acometido e realizar a manobra terapêutica adequada. A Resolução do Conselho Federal de Fonoaudiologia Nº 384, de 19 de abril de 2010, dispõe sobre a competência técnica e legal do fonoaudiólogo para realizar avaliação vestibular e terapia fonoaudiológica em reabilitação vestibular e, em seu artigo 2º, respalda este profissional a utilizar manobras de reposição canalicular e exercícios terapêuticos. O Quadro 10-3 apresenta as manobras mais utilizadas no tratamento da VPPB, dependendo do canal semicircular acometido.[13]

A contraindicação da realização de algumas manobras ocorre, principalmente, quando há alterações estruturais de coluna vertebral (hérnias de disco, por exemplo), obstrução do sistema carotídeo ou vértebro-basilar, cardiopatias ou osteopatias graves da coluna vertebral.

**Quadro 10-3.** Manobras Utilizadas para o Diagnóstico e Tratamento da Vertigem Posicional Paroxística Benigna

| Objetivo da manobra | Canais semicirculares estimulados | Manobra | Execução |
|---|---|---|---|
| Diagnóstico | Anteriores e posteriores | Dix-Hallpike | ▪ Paciente inicialmente na posição sentada<br>▪ Gire a cabeça 45° para o lado a ser testado<br>▪ Com o examinador segurando a cabeça do paciente, realizar o movimento de deitar em decúbito dorsal, com a cabeça pendente para trás 30° durante aproximadamente 20 segundos, com os olhos abertos e fixos<br>▪ Observar presença ou ausência de vertigem e nistagmo<br>▪ Voltar o paciente para a posição inicial depois de cessados os sintomas |
| | Laterais | *Supine Roll Test* (teste de giro rápido da cabeça em supino) | ▪ Paciente deitado na maca<br>▪ Com a cabeça em posição de supino, girá-la rapidamente para o lado que desejar avaliar. Observe a ausência ou presença de vertigem e nistagmo. Voltar a cabeça para a posição supino e repetir a manobra para o outro lado |
| Tratamento | Posteriores | Epley | ▪ Paciente inicialmente na posição sentada<br>▪ Girar a cabeça 45° para o lado afetado (mesmo movimento da manobra de Dix-Hallpike). Permanecer nesta posição aproximadamente um minuto, até que os sintomas de vertigem e/ou nistagmo desapareçam<br>▪ A partir desta posição, girar a cabeça 90° para o lado oposto ao afetado e permanecer nesta posição por mais um minuto, ou até que cessem os sintomas<br>▪ Girar a cabeça mais 90° de forma que a ponta do nariz esteja apontando para o chão. Permanecer nesta posição por mais um minuto<br>▪ Retornar o paciente para a posição sentada, mantendo a rotação da cabeça |
| | | Semont | ▪ Paciente na posição sentada com os pés fora da maca<br>▪ Rotacionar a cabeça do paciente 45° para o lado não afetado<br>▪ Em seguida, deitar o paciente na maca, mantendo a posição da cabeça<br>▪ Rapidamente fazer um arco de 180°, levando a cabeça para o outro lado da maca, de forma que o paciente olhe para baixo com a ponta do nariz encostada na maca. Manter essa posição até cessar os sintomas<br>▪ Retornar o paciente para a posição inicial (sentada) |

*(Continua.)*

**Quadro 10-3.** Manobras utilizadas para o diagnóstico e tratamento da Vertigem Posicional Paroxística Benigna.

| Objetivo da manobra | Canais semicirculares estimulados | Manobra | Execução |
|---|---|---|---|
| Tratamento | Laterais | Barbecue (Lampert) | ▪ Paciente inicialmente deitado na maca em decúbito dorsal<br>▪ Girar a cabeça do paciente 90º para o lado não acometido. Manter essa posição até cessar os sintomas<br>▪ O corpo deverá ser posicionado em decúbito lateral, alinhado com a cabeça. Manter a posição até cessar os sintomas<br>▪ Girar novamente a cabeça mais 90º em direção ao chão, e o corpo deverá acompanhar a rotação da cabeça assumindo a posição de decúbito ventral. Manter a posição até cessar os sintomas<br>▪ A cabeça do paciente é novamente girada mais 90º para o outro lado e o corpo acompanha o movimento da cabeça, assumindo a posição de decúbito lateral. Manter a posição até cessar os sintomas<br>▪ Por último, colocar a cabeça e o corpo do paciente na posição de decúbito dorsal, como no início da manobra |
| | | Gufoni | ▪ Paciente inicialmente sentado na maca, com os pés para fora<br>▪ O paciente deita-se rapidamente para baixo sobre o lado afetado e permanece nesta posição por um a dois minutos, até que cessem os sintomas de vertigem e/ou nistagmo<br>▪ Em seguida, a cabeça é girada 45° para baixo (em direção ao chão) e o paciente é mantido nesta posição por mais dois minutos, ou até que cessem os sintomas de vertigem<br>▪ Retornar o paciente para a posição sentada |
| | | Vannuchi-Asprella | ▪ O paciente deve estar deitado em decúbito dorsal com a cabeça reta (nariz apontado para o teto)<br>▪ Em seguida, gira-se rapidamente a cabeça do paciente em 90° para o lado não afetado<br>▪ Mantendo a cabeça girada, coloca-se o paciente em posição sentada<br>▪ Em seguida, gira-se lentamente a cabeça do paciente para a frente |
| | Anteriores | Yacovino | ▪ Deve-se deitar o paciente na maca, com a cabeça pendente e inclinada para trás (pelo menos 30º) e, em seguida, fletir a sua cabeça. Em seguida, colocá-lo na posição sentada |
| Habituação | Anteriores e posteriores | Brandt-Daroff | ▪ Com o paciente sentado na maca, girar a cabeça 45° para um lado e então o paciente deita-se rapidamente para o lado oposto<br>▪ Voltar o paciente para a posição sentada e repetir a manobra para o lado oposto |

## Escalas e Questionários

A avaliação do benefício da reabilitação vestibular deve ser feita tanto qualitativa quanto quantitativamente. Atualmente existem instrumentos e questionários validados mundialmente que documentam as mudanças comportamentais devido à melhora da tontura, bem como seu impacto na qualidade de vida. As principais escalas e questionários serão abordados a seguir.

### Escala Visual Analógica (EVA)

É um instrumento originalmente utilizado para avaliar a dor e posteriormente adaptado à avaliação da tontura (sintoma subjetivo, como a dor). Consiste de uma linha reta, indicando-se em uma extremidade a nota 0 (**ausência de tontura**), e na outra a nota 10 (**pior tontura imaginável**) (Fig. 10-2). O paciente é orientado a apontar a nota que identifica melhor o impacto e a intensidade da tontura na sua percepção, sendo que quanto maior a nota, pior a tontura. Deve ser aplicada no início do tratamento e reaplicada para avaliação da terapêutica empregada.

### Questionário de Handicap para Tontura (QHT ou DHI Brasileiro)

Tem por objetivo avaliar a autopercepção do paciente em relação à tontura e aos impactos que ela traz no seu cotidiano. É um instrumento de fácil aplicação, composto por 25 questões que avaliam os aspectos físicos, funcionais e emocionais. As pontuações variam de 0, 2 e 4 pontos para respostas não, às vezes e sim, respectivamente, sendo que quanto maior o *score*, maior o impacto da tontura na qualidade de vida do indivíduo.[14]

### Escala de equilíbrio de Berg (EEB)

É um instrumento que avalia, de forma objetiva, o equilíbrio funcional do indivíduo, por meio de 14 tarefas do dia a dia. Cada tarefa possui uma escala ordinal de cinco alternativas que variam de 0 a 4 pontos, sendo a pontuação máxima de 56 pontos. Os pontos são baseados no tempo em que uma posição pode ser mantida e no tempo para completar a tarefa. É um instrumento eficaz na avaliação do equilíbrio de idosos e uma nota inferior a 45 pontos sugere risco de queda devido à tontura.[15]

### Teste timed UP & GO

Teste que avalia a mobilidade funcional em idosos debilitados. O teste requer que o indivíduo se levante de uma cadeira padronizada com apoio, porém sem braços, caminhe 3 metros, vire, caminhe de volta e sente. Se o paciente levar até 20 segundos para completar a tarefa, será considerado independente em suas atividades básicas do cotidiano. Caso a tarefa seja realizada em um tempo maior que 20 segundos, o paciente possui risco aumentado de quedas e de dependência funcional.[16]

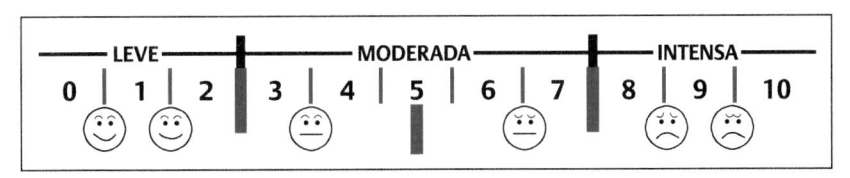

**Fig. 10-2.** Escala Visual Analógica.

### Escala de Eficácia de Quedas (FES-I; Falls Efficacy Scale–International)

Adaptada transculturalmente para a população brasileira por Camargos *et al.*, estabelece o risco de queda para cada idoso dentro de seu contexto de vida. Essa escala apresenta questões sobre a preocupação com a possibilidade de cair ao realizar 16 atividades, com respectivos escores de 1 a 4.[17]

### Escala de Atividade de Vida Diária e Desordens Vestibulares

Adaptada para a população brasileira por Resende *et al.*, possibilita uma análise qualitativa das evoluções físicas, instrumentais e de ambulação dos pacientes em reabilitação vestibular. Apresenta 28 questões que avaliam algumas atividades, tais como: cuidados pessoais, cuidados com a casa, contatos sociais e familiares, trabalho, *hobby* e lazer.[18]

## ASPECTOS IMPORTANTES EM UM PROGRAMA DE REABILITAÇÃO VESTIBULAR

A reabilitação vestibular é um processo de reaprendizado neurossensorial que depende de diversos fatores, principalmente da origem da lesão (se central ou periférica) e da condição dos outros sistemas envolvidos na compensação (visão e propriocepção). Por isso, cabe ao fonoaudiólogo a seleção de exercícios que promovam movimentação adequada a cada caso, a fim de promover habituação da tontura ou vertigem. É importante lembrar que os movimentos devem ser executados com velocidade e amplitude suficientes para produzir sintomas mínimos a moderados; além disso, os exercícios precisam ser progressivos em relação ao grau de dificuldade e tempo de execução, a fim de promover a melhora do equilíbrio corporal.

Devemos informar ao paciente e à família sobre a anatomia e fisiologia do aparelho vestibular e as alterações encontradas. Muitas vezes o paciente chega ao consultório com um diagnóstico genérico de **labirintite**, sem ter recebido informações suficientes sobre o seu quadro. Explicar o objetivo dos exercícios de reabilitação também auxilia na compreensão da necessidade da insistência e regularidade na realização dos exercícios propostos. O paciente também deverá ser orientado a não evitar movimentos corporais nem suspender os exercícios se sentir tontura, a não ser que haja algum risco de queda.

Sugerimos ainda um acompanhamento periódico dos pacientes, sendo aconselhada uma periodicidade semanal nos casos de tontura de origem periférica e quinzenal, nos casos de lesões vestibulares centrais, nos quais as estruturas responsáveis pela compensação e habituação estão comprometidas, necessitando de mais tempo para a melhora dos sintomas. A cada sessão de reabilitação vestibular, o paciente será orientado quanto à realização dos novos exercícios que deverão ser executados também em casa, duas vezes ao dia, até a sessão seguinte. Aconselhamos que os exercícios sejam realizados, preferencialmente, entre as refeições, pois como serão provocados sintomas de tontura mínimos a moderados, o paciente poderá sentir-se um pouco tonto ou nauseado.

É importante acompanhar a cada sessão os medicamentos utilizados pelo paciente. Não é raro que um paciente, após a realização dos exercícios e estimulação dos sistemas envolvidos no equilíbrio, tome por conta própria algum medicamento antivertiginoso ou antiemético, caso tenha algum sintoma de vertigem ou náusea. Sabemos que os medicamentos antivertiginosos têm ação depressora do sistema nervoso central e do aparelho vestibular, ação essa contrária aos princípios da reabilitação vestibular, baseados na estimulação dos sistemas responsáveis pelo equilíbrio corporal.

Destacamos ainda a necessidade de monitorar o aspecto emocional do paciente e realizar os encaminhamentos necessários quando se perceber sinais de ansiedade exagerada ou depressão. O aspecto emocional tem grande influência sobre o equilíbrio corporal e na adesão à terapia. Por isso, é preciso valorizar os progressos e incentivar a assiduidade e compromisso dos pacientes com o programa de reabilitação vestibular.

O uso de questionários e escalas para registro da evolução do quadro e melhora da tontura, bem como avaliação da terapêutica empregada, deve ser realizado periodicamente (veja acima em **Escalas e Questionários**). Em nosso serviço, utilizamos o DHI brasileiro e a escala visual analógica a cada quatro sessões para documentar a melhora clínica do paciente. Dependendo de cada caso, esses resultados são apresentados ao paciente para motivá-lo no processo de reabilitação. A Escala de Equilíbrio de Berg e outros testes e escalas disponíveis são aplicados no início da reabilitação e ao final do processo, principalmente para auxiliar na decisão de conduzir o paciente à alta. O término da reabilitação deverá acontecer somente após certificar-se de que não há mais risco de quedas devido à tontura ou preocupação excessiva com a possibilidade de cair. Ao receberem alta, os pacientes são orientados sobre a importância de realizarem exercícios físicos e atividades que continuarão estimulando o equilíbrio, tais como natação, hidroginástica, caminhada e jogos ao ar livre, quando possível.

## REALIDADE VIRTUAL E REABILITAÇÃO VESTIBULAR

Nos dias atuais, observamos um crescente progresso tecnológico na área da saúde, incluindo a Fonoaudiologia. A todo momento, surgem novidades na área da saúde que qualificam as ações de prevenção, diagnóstico e tratamento de doenças e outras condições clínicas. As novas tecnologias incluem equipamentos especializados, robôs, aplicativos de celulares, programas de computadores e realidade virtual, dentre outros. A aplicação dessas tecnologias na fonoaudiologia está fundamentada em diferentes abordagens teóricas, seja como uma ferramenta criativa e integrante no processo terapêutico ou como um instrumento motivacional do paciente. Os efeitos gerados por essas ferramentas estimulam mudanças no cérebro, importantes para o processo de reabilitação.

A realidade virtual está presente no cotidiano da população em jogos eletrônicos de *videogame* ou computadores, assim como em imagens em 3D e 4D nos cinemas e televisões. A realidade virtual possibilita a imersão em um mundo ilusório, no qual a percepção do ambiente é modificada por um estímulo artificial. Ela cria um ambiente onde o indivíduo é estimulado a realizar movimentos reais e, com o tempo, induz o sistema vestibular a identificar e reconhecer os estímulos, diminuindo as manifestações de tontura causadas pelo conflito.

Os benefícios do uso de realidade virtual na reabilitação vestibular incluem a correção do equilíbrio e da postura, a melhoria da locomoção, da funcionalidade de membros superiores e inferiores, além de ser uma motivação para o paciente em reabilitação. A grande vantagem do uso de jogos de realidade virtual no programa de reabilitação vestibular reside no fato de que ela estimula uma resposta motora imediata, associada às correções necessárias em tempo real. Além disso, o uso dos jogos de realidade virtual proporciona novos desafios, fugindo das atividades convencionais executadas em uma sessão de reabilitação vestibular. Deste modo, o fonoaudiólogo poderá fornecer uma grande variedade de estímulos com maior especificidade se comparada a métodos tradicionais, apresentando ao paciente conflitos sensoriais em diferentes níveis de dificuldades e em ambiente seguro.

O paciente utiliza o jogo de forma interativa, aprimorando a funcionalidade e melhorando não só o equilíbrio, mas também o seu bem-estar físico e emocional.

Os exercícios devem ser realizados na velocidade e frequência que gera o conflito sensorial. Assim, alguns recursos da reabilitação vestibular convencional são acrescentados para que ocorra o resultado desejado. Alguns exercícios do *videogame* podem ter sua dificuldade aumentada, associando a outros movimentos e em posições específicas (sentado, em pé com base alargada ou reduzida etc.). Na prática clínica, utilizamos exercícios convencionais durante 15 a 20 minutos, seguidos do uso de realidade virtual por mais 20 minutos. Cabe ao fonoaudiólogo avaliar as queixas, os benefícios de cada jogo, e adequar sua dificuldade para as necessidades de cada paciente.

## CONSIDERAÇÕES FINAIS

A Reabilitação Vestibular é um método terapêutico eficaz, sem efeitos colaterais, que pode ser utilizado de forma isolada ou associada a outra proposta de tratamento. Apresenta eficácia comprovada em pacientes com alteração vestibular central e periférica que apresentam queixa de tontura, vertigem, desequilíbrio e risco de queda. Pode ser indicada para pacientes com tontura crônica em qualquer fase da vida. Entretanto, para o sucesso do tratamento, é de extrema importância que a indicação para a reabilitação e orientações ao paciente sejam realizadas de forma adequada. Além disso, o conhecimento e a experiência do profissional fonoaudiólogo são de grande relevância para a seleção adequada dos exercícios, bem como para a realização das manobras posturais nos casos de VPPB. A realidade virtual é uma ferramenta aliada do programa de reabilitação que proporciona novos desafios, fugindo dos exercícios convencionais utilizados nas sessões de reabilitação vestibular. Os jogos de realidade virtual são utilizados de forma interativa, aprimorando não só o equilíbrio, mas trazendo também um bem-estar físico e emocional para o paciente.

## REFERÊNCIAS BIBLIOGRÁFICAS

1. National Institutes of Health. Balance Disorders. NIH. 2018.
2. Committee on Hearing and Equilibrium guidelines for the diagnosis and evaluation of therapy in Menière's disease. American Academy of Otolaryngology-Head and Neck Foundation, Inc. Otolaryngol Head Neck Surg. 1995;113(3):181-5.
3. Zeigelboim BS, et al. Reabilitação Vestibular: Benefícios Clínicos para Pacientes com Doença de Parkinson. 2009;67(2ª):219-223.
4. Zeigelboim BS, Klagemberg KF, Liberalesso PBN. Reabilitação vestibular: utilidade clínica em pacientes com esclerose múltipla. Rev Soc Bras Fonoáudio. 2010;15:125-128.
5. Pavan K, et al. Esclerose múltipla: Adaptação Transcultural e Validação da Escala Modificada de Impacto de Fadiga. 2007;65(3ª):669-673.
6. Sociedade Brasileira de Fonoaudiologia: Guia Prático de Procedimentos Fonoaudiológicos Na Avaliação Vestibular. 2011.
7. Cawthorne T. The physiological basis for head exercises. Journal of the Chartered Society of Physiotherapy. 1944;30:106.
8. Cooksey FS. Rehabilitation in vestibular injuries. Proc Royal Soc Med. 1946;39:273.
9. Ganança FF, Ganança CF, Caovilla HH, Ganança MM. Como manejar o paciente com tontura por meio da Reabilitação Vestibular. São Paulo. 2000.
10. Herdman SJ, Whitney SL. Tratamento da hipofunção vestibular. In: Herdman SJ. Reabilitação Vestibular. 2002;(2).
11. Otologi Ospedalieri Italiane (AOOI). Protocolo da Associazione Otologi Ospedalieri Italiani, elaborado no congresso realizado em Bolonha. 1983.
12. Taguchi G. Optimized Synthesis of Collagen-g-Poly. 2008;44(4):1209-1216.

13. Conselho Federal de Fonoaudiologia: Resolução CFFa Nº 384, Dispõe sobre a competência técnica e legal do fonoaudiólogo para realizar avaliação vestibular e terapia fonoaudiológica em equilíbrio/reabilitação vestibular. 2010.
14. Castro ASO, Gazzola JM, Natour J, Ganança FF. Versão brasileira do Dizziness Handicap Inventory. Pró-Fono Revista de Atualização Científica. 2007;19(1):97-104.
15. Miyamoto ST, et al. Brazilian version of the Berg Balance Scale. Braz J Med Biol Res. 2004;37(9):1411-21.
16. Loth EA, Bertoloni GRF, Albuquerque CE. Avaliação do TimedUpandGo: como preditor de quedas em uma amostra de idosas que relatam quedas em 2003. Reabilitar. In press. 2003.
17. Camargos FFO, Dias RC, Dias JMD, Freire MTF. Adaptação transcultural e avaliação das propriedades psicométricas da Falls Efficacy Scale-International em idosos brasileiros (FES-I-BRASIL). Rev Bras Fisioter. 2010;14(3):237-243.
18. Resende CR, et al. Reabilitação vestibular em pacientes idosos portadores de vertigem posicional paroxística benigna. Rev Bras Otorrinolaringol. 2003;69(4)34-8.

# CUIDADOS PALIATIVOS – CONTRIBUIÇÃO DA FONOAUDIOLOGIA

CAPÍTULO 11

Danielle Brito-Rodrigues ▪ Regina Yu Shon Chun

## INTRODUÇÃO

A pós-modernidade tem sido marcada pelos avanços nas ciências e tecnologias e contribuído, dentre tantos outros aspectos, para a cura de muitas doenças, com consequente aumento na expectativa de vida. A redução nas taxas de natalidade e mortalidade tem refletido em mudanças demográficas e populacionais, sendo um grande desafio sanitário, uma vez que as sociedades estão mais envelhecidas e com elevadas taxas de doenças crônicas não transmissíveis (DCNT).

Contudo, neste cenário, a realidade da longevidade característica dos tempos atuais infelizmente nem sempre está associada à qualidade de vida. Os mesmos recursos tecnológicos que ajudam a curar doenças são também utilizados para prolongar a vida, transformando a fase final da jornada humana em um longo processo de viver e morrer, com intenso sofrimento físico, emocional, social e espiritual.[1]

O Cuidado Paliativo (doravante CP), neste contexto, é a abordagem de saúde indicada às pessoas que enfrentam uma doença grave. Tais cuidados tiveram origem no movimento chamado *Hospice* que teve seu início nas antigas hospedarias europeias (Século V) destinadas a receber peregrinos e viajantes e nas instituições de caridade (Século XVII) que acolhiam pobres, órfãos e doentes.

O *Hospice* moderno tem como pioneiras as médicas Cicely Saunders (Reino Unido) e Elisabeth Kübler-Ross (EUA). Ambas, com atuações distintas, pesquisas e publicações valiosas, evidenciaram a importância de um cuidado integral das pessoas que vivenciam a vulnerabilidade do adoecimento, fomentando assim uma abordagem ampliada de assistência em saúde que passou a integrar os cuidados às pessoas que enfrentam uma doença grave em todo mundo.[1]

A primeira definição de Cuidados Paliativos foi publicada pela Organização Mundial da Saúde (OMS) em 1990, sendo revisada e apresentada em 2018 pela *International Association for Hospice and Palliative* Care,[2] como a seguir.

Os Cuidados Paliativos são cuidados holísticos ativos, ofertados a pessoas de todas as idades que encontram-se em intenso sofrimento relacionados à sua saúde, proveniente de doença grave, especialmente aquelas que estão no final da vida. O objetivo dos Cuidados Paliativos é, portanto, melhorar a qualidade de vida dos pacientes, de suas famílias e de seus cuidadores.

O acompanhamento especializado dos cuidados paliativos, segundo a OMS, traz benefícios a partir do diagnóstico de uma doença grave e ameaçadora da vida, sendo recomendado, inclusive, juntamente com o tratamento curativo. Nesses casos, todos os esforços devem ser utilizados, a fim de oferecer o cuidado de saúde que atenda às singularidades de cada pessoa em seu processo de adoecimento e enfrentamento da finitude, diante do controle impecável dos sintomas físicos e compreensão e tratamento das demais dores envolvidas.[3] Esta modalidade de cuidado é preconizada para uma ampla gama de doenças de alta prevalência em todo o mundo e, apesar de sua evidente necessidade, os CPs são incipientes na maior parte do mundo.

## CONTRIBUIÇÃO DA FONOAUDIOLOGIA NOS CUIDADOS PALIATIVOS

Há uma enorme necessidade insatisfeita deste cuidado especializado para os problemas de saúde que limitam paulatinamente a vida.[4,5] Diferentes profissionais e diversas especialidades de saúde contribuem no cuidado daqueles que sofrem uma doença grave, dentre as quais, a Fonoaudiologia. Com seu escopo de atuação no contexto da saúde, traz soluções para os processos de comunicação humana, além da segurança e prazer alimentar, contribuindo na resolução e adequação dos comprometimentos de voz, fala, linguagem, deglutição e audição.

Ao compor a equipe de cuidados em saúde, o fonoaudiólogo colabora com seu conhecimento de especialista, unindo-se à desafiadora tarefa de singularizar o cuidado de cada indivíduo e família, integrando as partes ao todo no complexo universo da especialização de olhares e saberes.

## O PAPEL DA FONOAUDIOLOGIA NOS CUIDADOS PALIATIVOS

A Fonoaudiologia tem consolidado sua prática clínica em todo o mundo e mais recentemente no Brasil, no contexto dos CP. Há um aumento expressivo de publicações sobre este tema nas últimas décadas nos Estados Unidos, Europa, Canadá e Austrália. Tais estudos trazem importantes subsídios para que a prática do fonoaudiólogo brasileiro seja cada vez mais assertiva e baseada em evidências clínicas.[6-8]

Hawksley *et al.* apresentam a revisão de importantes publicações acerca do papel do fonoaudiólogo nos cuidados paliativos de diferentes autores[9-13] e descrevem nove atribuições do fonoaudiólogo que compõe uma equipe de CP.

Sendo elas:

A) Avaliação e intervenção na alimentação e deglutição;
B) Facilitação da comunicação entre paciente, família, profissionais de saúde, dentre outros (advogados, por exemplo);
C) Avaliação da comunicação e implementação de estratégias para apoiar a tomada de decisões, autonomia, independência e qualidade de vida;
D) Capacitação de pacientes e familiares para que tenham a oportunidade de fazer escolhas informadas sobre seu futuro, através da facilitação de uma comunicação eficaz;
E) Avaliação e potencialização da capacidade cognitiva dos pacientes;
F) Aconselhamento e planejamento precoce (com base no diagnóstico e prognóstico) de estratégias diante das mudanças na alimentação, deglutição, fala e cognição;
G) Atualização a respeito das mudanças clínicas nas funções da deglutição, comunicação e cognição para a equipe multiprofissional;
H) Facilitação da tomada de decisões bioéticas relacionadas à alimentação, deglutição e cognição;
I) Oferta e adaptação de comunicação alternativa e aumentativa (CAA)*, sempre que necessárias.[9]

---

*Os termos "Comunicação Alternativa e Aumentativa (CAA)" e "Comunicação Suplementar e Alternativa (CSA)" são equivalentes.

Pollens questiona ainda o papel do fonoaudiólogo como membro da equipe de cuidados paliativos e o contraste desta nova atuação com a tradicionalmente conhecida de reabilitação, trazendo a reflexão a respeito da integração da fonoaudiologia aos cuidados paliativos, reafirmando assim os papéis já descritos em seu artigo anterior e apontando outras quatro oportunidades de atuação nos CP.[10,14]

Sendo elas:

A) Esclarecer as preferências e preocupações dos pacientes e familiares;
B) Avaliar necessidades e fornecer informações necessárias, mas ainda insatisfeitas ao paciente, família e equipe;
C) Buscar informações relevantes de outros membros da equipe de saúde que possam compor o cuidado;
D) Sugerir acompanhamento de outros profissionais que possam colaborar com o cuidado integral, conforme necessário.[14]

No Brasil, as primeiras publicações sobre o papel do fonoaudiólogo nos CPs podem ser encontradas na Revista Comunicar[15] e Manual de Cuidados Paliativos ANCP.[16] Nestes textos, a autora cita o papel do fonoaudiólogo brasileiro no contexto de prática dos CP. Tendo a reabilitação dos distúrbios de fala, linguagem, deglutição, motricidade oral e audição como fundamento de prática *versus* a promoção da autonomia e qualidade dos dias vividos, diante de uma doença grave que ameaça a continuidade da vida. À luz da literatura estrangeira disponível, as seguintes atividades relacionadas à prática fonoaudiológica em CP são apontadas:

O que podemos observar na literatura, no que se refere à prática fonoaudiológica em cuidados paliativos, são adequações da cavidade oral para melhoria da fala e deglutição; possibilidades para a facilitação da comunicação, com pranchas, fotos, escritas entre o paciente e seus interlocutores, amenizando assim situações de estresse e promovendo a autonomia do paciente até o final dos dias; estratégias de manobras e consistências alimentares, garantindo ao máximo o prazer; manutenção, sempre que possível, da via oral como exclusiva, respeitando a autonomia e decisão do paciente. Ou seja, é tentar contribuir para a melhoria da qualidade de vida, auxiliando o doente a atingir e manter ao máximo os potenciais físicos, psicológicos, sociais e espirituais, sabendo-se das limitações impostas pela progressão da doença.[15]

Silva *et al.* apresentaram revisão de literatura no período de 2001 a 2016 acerca do papel do fonoaudiólogo e das estratégias de comunicação em CP, bem como as formas de comunicação utilizadas nesses casos.[17] As autoras identificaram a inserção da comunicação na discussão científica em cuidados paliativos apenas a partir de 2004, com 10 artigos selecionados. Encontraram quatro descrições a respeito do papel e/ou participação do fonoaudiólogo em CP.

Sendo elas:

A) Favorecer a intervenção paciente-família e paciente-equipe;
B) Gerenciar e intervir na comunicação e deglutição;
C) Oferecer suporte familiar;
D) Avaliar o paciente.[17]

As estratégias de comunicação mais utilizadas, segundo dados desta pesquisa, foram:

A) Comunicação não verbal;
B) Prancha de comunicação;

C) Equipamentos eletrônicos;
D) Comunicação verbal;
E) Válvula de fala.[17]

As autoras concluíram, com base nesta revisão, que a atenção à comunicação em CP é recente, com poucos relatos ainda descritos. Incluíram a comunicação não verbal (comunicação suplementar e alternativa – CSA) como o recurso mais frequente. Contudo, indicam a comunicação oral como um importante fator para a manutenção da dignidade e conforto nesse cenário. O fonoaudiólogo é apontado nesse trabalho como o principal interlocutor para a manutenção, mediação e adaptação da comunicação, tanto entre equipe multiprofissional quanto entre o paciente, sua família e a equipe de cuidados.

## A COMUNICAÇÃO COMO PILAR DOS CUIDADOS PALIATIVOS – DESAFIOS DA COMUNICAÇÃO DE NOTÍCIAS DIFÍCEIS

Um grande pilar dos CPs é a comunicação especialmente de notícias difíceis,[18] sendo que a Fonoaudiologia tem muito a colaborar nesse sentido. A comunicação aberta, esclarecedora e ativa é fundamental para o processo de construção de confiança e vínculo com o paciente e a família, considerando-se sempre a disponibilidade de informações por meio da verdade lenta e progressivamente suportável.

Nas palavras de Araújo, "*é essencial para o cuidado do paciente que vivencia o processo de morrer que o profissional de saúde perceba, compreenda e empregue adequadamente a comunicação verbal e não verbal.*" Comunicar notícias difíceis ou más notícias, segundo essa, é uma das mais penosas tarefas do profissional de saúde. Isto ocorre porque não se aprende lidar com situações de perdas de saúde, da vitalidade, da esperança e morte na formação universitária, a formação volta-se geralmente, ao curar, restaurar a saúde e salvar vidas. Informar, porém, o diagnóstico de uma doença sem possibilidades de cura, a piora irreversível do quadro ou mesmo a morte de um paciente são situações difíceis e delicadas, muitas vezes, evitadas por médicos e demais profissionais que quase sempre se sentem despreparados para tal missão.[19]

## PLANO SINGULARIZADO DE CUIDADOS E AS QUESTÕES DE ALIMENTAÇÃO NOS CUIDADOS PALIATIVOS

A comunicação efetiva preconizada pelo CP, no entanto, vai muito além da informação de um diagnóstico de uma doença grave e orientações médicas ou de reabilitação sobre os próximos passos a serem seguidos. O estabelecimento de um plano de cuidados singularizado e das diretivas antecipadas de vontades são fruto de uma estratégia clínica a ser estabelecida pela equipe multidisciplinar de cuidados e respeitam protocolos clínicos já publicados,[20] embora ainda haja poucas referências de práticas brasileiras. O respeito à autonomia e dignidade da pessoa que enfrenta uma doença grave são premissas que devem ser alcançadas na construção do cuidado singularizado.[21]

Questões relacionadas à alimentação diante das doenças graves têm desafiado fonoaudiólogos em todo o mundo, além de outros profissionais que trabalham diretamente com o tema. Como alimentar alguém inapetente com uma doença grave ou idoso com recusa alimentar gradual? Como manter a alimentação oral de uma pessoa com disfagia que recusa a terapia nutricional enteral?

Estas e outras questões bioéticas fazem parte do cotidiano de muitas famílias e profissionais, residências geriátricas e serviços de saúde em geral, tais como: serviços de atendimento domiciliar, unidades básicas, serviços de oncologia, ambulatórios de especialidades, unidades de internação hospitalar, além da urgência e emergência e unidades de terapia intensiva. O fonoaudiólogo é convidado a participar destas discussões e compor a equipe como especialista que utiliza seu arsenal terapêutico de reabilitação e adaptações, diante de tais dilemas.[22-24]

A terapia nutricional enteral (TNE) foi criada inicialmente por cirurgiões para atender demandas agudas de traumas ou afecções de saúde que impediam a trajetória natural dos alimentos no corpo.[25] Nas últimas décadas, porém, a terapia nutricional enteral assumiu um papel ampliado como parte de um pacote de ações de **suporte avançado de vida** (SAV) a serem implementados, muitas vezes sem critérios bem estabelecidos nos doentes, especialmente nos hospitais.

A indicação da TNE tem sido protagonista de uma prática clínica que atribui a esta forma artificial de nutrição a solução de muitos males, tais como a prevenção das lesões por pressão e da broncoaspiração e do quadro de desnutrição e caquexia, sem, no entanto, ponderar a proporcionalidade desta indicação de forma singular para cada pessoa que enfrenta uma doença grave.

Além disso, essa prática responde à angústia da possibilidade da negligência que a falta de alimento confere na nossa cultura. Mudanças neste cenário de práticas têm começado a surgir a partir de estudos observacionais que apontam a baixa ingesta alimentar associada ao declínio funcional característico de muitas doenças, demências, envelhecimento natural e o desfecho morte como consequência natural da vida.[26]

A publicação mais recente da Sociedade Brasileira de Nutrição Parenteral e Enteral,[27] que corrobora com as diretrizes internacionais,[24] aponta para a não indicação da TNE em idosos com demência avançada, uma vez que é um procedimento invasivo e não há evidência suficiente de melhora do *status* nutricional e aumento da sobrevida.[28]

Coelho e Yankaskas referem ainda que a nutrição e hidratação artificiais não trazem melhoras evidentes, de forma geral, nos desfechos de pacientes em fase final de vida que são admitidos nas unidades de terapia intensiva (UTI).[29] Referem, ainda, que a TNE pode piorar o desconforto, causando náuseas e aumentando o risco de broncoaspiração. A TNE, portanto, deve ser indicada apenas como um meio para alcançar um alvo e deixa de ser indicada como um dispositivo definitivo, quando o desfecho clínico não pode ser alterado, ou ainda quando o seu uso atenta contra os princípios bioéticos da autonomia, benevolência e não maleficência.[30,31]

Em contrapartida, acompanhar a perda de peso, a sarcopenia e o consequente declínio funcional característico de muitas doenças graves, demências e envelhecimento não é uma tarefa simples e requer muito trabalho de educação em saúde para que profissionais envolvidos no cuidado, pacientes e familiares identifiquem e compreendam quando este processo está associado ao fim de vida e, portanto, faz parte do ciclo da vida.

O fonoaudiólogo treinado deve ser capaz de identificar:

A) Quem é a pessoa que sofre com dificuldades alimentares (seus princípios e valores);
B) Qual a doença de base em questão e seus complicadores agudos;
C) Como está o processo de declínio funcional (é possível mudar a trajetória?);
D) Quais estruturas ou processos estão sendo afetados;
E) Como é a alimentação atual?

A partir de então, deve equilibrar ações de reabilitação e ações de promoção da qualidade de vida, traçando um plano individualizado de alimentação e comunicação, alinhado com o paciente, família e equipe multiprofissional, sugerindo a via alternativa de alimentação quando essencial, ou pela alimentação de conforto, prática que tem sido apontada em diversos estudos como resposta diante do prognóstico de declínio funcional das demências e doenças graves.[32]

A alimentação de conforto é uma abordagem terapêutica fortemente recomendada na literatura especializada que pode ser sugerida e acompanhada pelo fonoaudiólogo, que deve, por sua vez, envolver a família e equipe multiprofissional na oferta cuidadosa da alimentação por via oral, respeitando as preferências da pessoa que enfrenta o declínio funcional típico ou doença grave diante dos quadros de disfagia, inapetência e/ou recusa alimentar.

Muitos são os desafios a serem enfrentados para implementar esta prática de alimentação de baixa tecnologia, mas de alto potencial na singularização do cuidado. Estudos de aplicação desta abordagem no contexto brasileiro são necessários, bem como materiais e planos de educação específicos para familiares e profissionais de saúde, que expliquem os processos de disfagia, inapetência e recusa alimentar são de fundamental importância para que a indicação da via alternativa de alimentação e/ou alimentação de conforto não aconteça de forma tardia e/ou equivocada.

## CONSIDERAÇÕES FINAIS: CONTRIBUIÇÕES E DESAFIOS DA FONOAUDIOLOGIA NOS CUIDADOS PALIATIVOS

Em suma, a Fonoaudiologia tem muito a contribuir no contexto dos CPs, identificando e tratando precocemente complicações/agravos advindos das diferentes patologias, tais como disfagias, disfonias, disartrias, afasias, deficits auditivos e outros que podem eventualmente dificultar ou impedir a comunicação de pessoas que enfrentam doenças graves.

O fonoaudiólogo especializado é o profissional capaz de contribuir com a indicação da alimentação de conforto ou via alternativa de alimentação, além de viabilizar a comunicação do paciente, família e equipe no plano de cuidados compartilhado e singular. Além disso, o profissional experiente e treinado pode ainda colaborar promovendo o diálogo e esclarecer mal-entendidos entre pacientes, familiares e equipe de cuidados, contribuindo assim com o estabelecimento de um plano de cuidados integrado, além do protagonismo e respeito aos valores das pessoas em situação de extrema vulnerabilidade do processo saúde/doença.

O CP nos convida, enquanto profissionais da saúde, a singularizar a nossa atuação envolvendo o indivíduo-alvo do nosso cuidado na construção de um plano singular, como protagonista. Trata-se de uma mudança de paradigma na prática de cuidados, uma vez que temos que dividir o cetro das decisões com outros profissionais, investir mais tempo ampliando o foco da atenção nesta singularização diante de uma estrutura de saúde muitas vezes precária (recursos humanos, físicos e estruturais).

Ao fonoaudiólogo cabe a atualização técnica e científica que o permita lançar mão de todas as estratégias terapêuticas necessárias para viabilizar a comunicação das pessoas e processos envolvidos no cuidado de saúde e potencializar a alimentação por via oral e/ou indicação criteriosa da via alternativa de alimentação, sempre que necessárias. Somando saberes e fazeres do time de profissionais envolvidos com os valores e princípios daqueles que são alvo de nosso cuidado. Uma verdadeira obra de arte, única.

Novos estudos e diretrizes técnicas brasileiras da atenção fonoaudiológica nos Cuidados Paliativos são necessários, a fim de fundamentar a prática e ampliar os horizontes do fonoaudiólogo nos diversos níveis de atenção à saúde.

## REFERÊNCIAS BIBLIOGRÁFICAS

1. Carvalho RT, Parsons HA. (Org.) Manual de Cuidados Paliativos ANCP. 2012;2.
2. International Association for Hospice – IAHPC. 2018;19(11).
3. Gomes ALZ, Othero MB. Cuidados paliativos. Estudos Avançados. 2016;30(88):155-166.
4. World Health Organization. How many people at the end of life are in need of palliative care worldwide? In: Global atlas on palliative care at the end of life. London: World Hospice and Palliative Care Alliance; 2014.
5. Worldwide Palliative Care Alliance – WHO. Global Atlas of Palliative Care at the End of Life. England; 2014.
6. Chahda L, Mathisen BA, Carey LB. The role of speech-language pathologists in adult palliative care. Int J Speech-Language Pathol. 2017;19(1):58-68.
7. Frost M. The role of physical, occupational and speech therapy in hospice: patient empowerment. Am J Hosp Palliat Med. 2001;18:397-402.
8. Kelly K, Cumming S, Corry A, et al. The role of speech-language pathologists in palliative care: Where are we now? A review of the literature, Progress in Palliative Care. 2016;24(6):315-323.
9. Hawksley R, Ludlow F, Buttimer H, Bloch S. Communication disorders in palliative care: investigating the views, attitudes and beliefs of speech and language therapists. Int J Palliat Nurs. 2017;23(11):543-551.
10. Pollens R. Role of the Speech-Language Pathologist in Palliative Hospice Care. J Palliat Med. 2004;7(5):694-702.
11. Salt N, Davies S, Wikinson S. Communication. The contribution of speech language therapy to palliative care. Eur J Palliative Care. 1999;6:126-129.
12. Eckman S, Roe J. Speech and language therapists in palliative care: what do we have to offer? Int J Palliat Nurs. 2005;11(4):179-181.
13. Macdonald A, Armstrong L. The contribution of speech and language therapy to palliative medicine. In Hanks GWC, Cherny NI, Christakis NA, et al. (Eds.), Oxford Textbook of Palliative Medicine. Oxford: Oxford University Press; 2010.
14. Pollens R. Integrating speech-language pathology services in palliative end-of-life care. 2012.
15. Revista Comunicar dos Conselhos Federal, e Regionais de Fonoaudiologia. 2011;XII(49):12-13.
16. Carvalho R T, Parsons H A. (Org.) Manual de Cuidados Paliativos ANCP. O Papel do Fonoaudiólogo na Equipe. São Paulo. 2012;2:358-360.
17. Silva Cl, Bertoncelo C, Barros APB, Padovani M. Caracterização dos recursos de comunicação utilizados por pacientes em cuidados paliativos - revisão integrativa. Revista CEFAC. 2017;19(6):879-888.
18. Instituto Nacional do Câncer (INCA–Brasil). Coordenação Geral de Gestão Assistencial. Coordenação de Educação. Comunicação de notícias difíceis: compartilhando desafios na atenção à saúde/Instituto Nacional de Câncer. Coordenação Geral de Gestão Assistencial. Coordenação de Educação – Rio de Janeiro. 2010.
19. Araújo MMT. Comunicação em cuidados paliativos: proposta educacional para profissionais de saúde. Tese de doutorado. Universidade de São Paulo, São Paulo. 2011.
20. Hawryluck L, Anderson I. Communication with patients and families. Ian Anderson Continue Education Program in EOL Care. A Joint Project of Continuing Education and the Joint Centre for Bioethics, University of Toronto and The Temmy Latner Centre For Palliative Care, Mount Sinai Hospital. 2000:36.
21. Dadalto L, Tupinambás U, Greco DB. Diretivas antecipadas de vontade: um modelo brasileiro. Rev Bioét. 2013;21(3):463-76.
22. Esquivel S, Sampaio JF, Silva CT. Alimentar a vida ou sustentar a morte? Uma reflexão em equipa partindo de um caso clínico. Rev Port Med Geral Fam, Lisboa. 2014;30(1):44-49.
23. Roschelle A. Heuberger. Artificial Nutrition and Hydration at the End of Life. J Nut Elderly. 2010;29(4):347-385.
24. Taylor B, et al. Society of Critical Care Medicine; American Society of Parenteral and Enteral Nutrition. Guidelines for the provision and assessment of nutrition support therapy in the adult critically ill patient: SCCM and A.S.P.E.N. Crit Care Med. 2016;44(2):390-438.

25. Minard G. The History of Surgically Placed Feeding Tubes. Nutr Clin Pract. 2006;21:626-633.
26. Sociedade Brasileira de Geriatria e Gerontologia – SBGG. Cuidados paliativos no paciente com demência avançada: o que precisamos fazer? [publicação online]. São Paulo; 2016.
27. Diretriz BRASPEN de Terapia Nutricional no Envelhecimento. 2019;34(3):2-58.
28. Candy B, Sampson EL, Jones L. Enteral tube feeding in older people with advanced dementia: findings from a Cochrane systematic review. Int J Palliat Nurs. 2009;15(8):396-404.
29. Coelho CBT, Yankaskas JR. Novos conceitos em cuidados paliativos na unidade de terapia intensiva. Rev Bras Ter Int. 2017;29(2):222-230.
30. Del-Rio MI, Shand B, Bonati P, et al. Hydration and nutrition at the end of life: a systematic review of emotional impact, perceptions, and decision-making among patients, family, and health care staff. Psychooncol. 2012;21(9):913-21.
31. Irwin WH. Feeding patients with advanced dementia: the role of the speech-language pathologist in making end-of-life decisions. J Med Speech Pathol. 2006;14(2):xi–xiii.
32. Palecek EJ, Teno JM, Casarett DJ, et al. Comfort feeding only: a proposal to bring clarity to decision-making regarding difficulty with eating for persons with advanced dementia. J Am Geriatr Soc. 2010;58(3):580-584.

# PRÁTICAS INTEGRATIVAS E COMPLEMENTARES EM SAÚDE (PICS)

CAPÍTULO 12

Andréa de Melo Cesar ▪ Claudius de Melo Cesar

## INTRODUÇÃO

As Práticas Integrativas e Complementares em Saúde (PICS), também denominadas pela Organização Mundial da Saúde (OMS) como Medicina Tradicional e Complementar (MTC), são condutas e conhecimentos terapêuticos desenvolvidos inicialmente com base nas teorias, crenças e experiências próprias de diversas culturas com o objetivo de manter a saúde, prevenir, diagnosticar, melhorar ou tratar enfermidades físicas e mentais.[1]

Desde o final dos anos 1990, tem ressurgido no mundo o interesse crescente pelas PICS. Em países como a China, elas representam 40% na atenção da saúde prestada, no Chile 71% da população as utilizou, na colômbia 40% e na Índia 65% da população rural procurou auxílio na Ayurveda e plantas medicinais. Mesmo em países desenvolvidos, as PICS têm ganhado mais espaço e se popularizado. Pelo menos 48% da população na Austrália, 31% na Bélgica, 70% no Canadá, 42% nos Estados Unidos da América e 49% na França já utilizaram algum desses tipos de tratamento.[2]

Os termos **integrativas, complementares e alternativas** são usados comumente para nomear a abordagem da medicina não convencional, mas possuem diferentes conceitos que a *National Center for Complementary and Integrative Helth* explica da seguinte maneira:

- Se a prática não convencional é usada em conjunto com a convencional, ela é considerada **complementar;**
- Se a prática não convencional é usada no lugar da convencional, ela é considerada **alternativa;**
- A saúde Integrativa frequentemente traz as abordagens convencionais e a complementar juntas de maneira coordenada. Enfatiza uma abordagem holística focada na saúde e bem-estar do paciente – incluindo muitas vezes os aspectos mental, emocional, funcional, espiritual e social. Valoriza o tratamento da pessoa como um todo, por exemplo, indo além da especificidade do sistema de um órgão isolado. E para uma boa atenção coordenada se faz necessário diferentes provedores e instituições.

Dessa maneira, quando se pensa em adotar uma prática integrativa e complementar como preconizado pela OMS e implementado no Sistema Único Brasileiro (SUS), ela visa uma abordagem conjunta da medicina convencional e medicina tradicional, não tendo a intenção de substituir ou de competir, mas sim de unir para o ganho maior no cuidado da saúde.

Dentre algumas características positivas que podemos citar sobre os tratamentos Tradicionais e Complementares é que eles possibilitam que grande parte da população mundial que não possui acesso aos tratamentos convencionais, muitas vezes, devido a seu alto custo ou falta de profissionais e infraestrutura, receba os benefícios que essas terapias proporcionam de maneira simples e econômica. Podem também ser poderosos recursos coadjuvantes utilizados de forma complementar ou como paliativo quando os tratamentos convencionais não forem bem-sucedidos, trazendo alívio dos sintomas.[3]

Atualmente, uma das principais dificuldades na expansão das PICS, segundo a OMS, é a falta de dados investigativos (Fig. 12-1).[4] Para muitos países, onde o cuidado com a saúde é fundamentado na medicina ocidental, a aplicação ética de técnicas como a acupuntura, exige evidências objetivas e sua eficácia controlada. Motivados por isso, vários países já contam com institutos nacionais de investigação das PICs, e esse número vem crescendo como mostra a Figura 12-2.[5] Esforços esses que incluem o Brasil, apresentando nas últimas décadas crescimento de pesquisas.

As PICS estão presentes em 54% dos municípios brasileiros, sendo que todas as capitais disponibilizam o serviço. Elas estão distribuídas nos três níveis de complexidade, sendo 78% na Atenção Básica, 18% na Média e 4% na de Alta complexidade. O Quadro 12-1 mostra a diversidade de atendimentos já implementados até 2019 pelo SUS,[6] contemplando 29 técnicas.

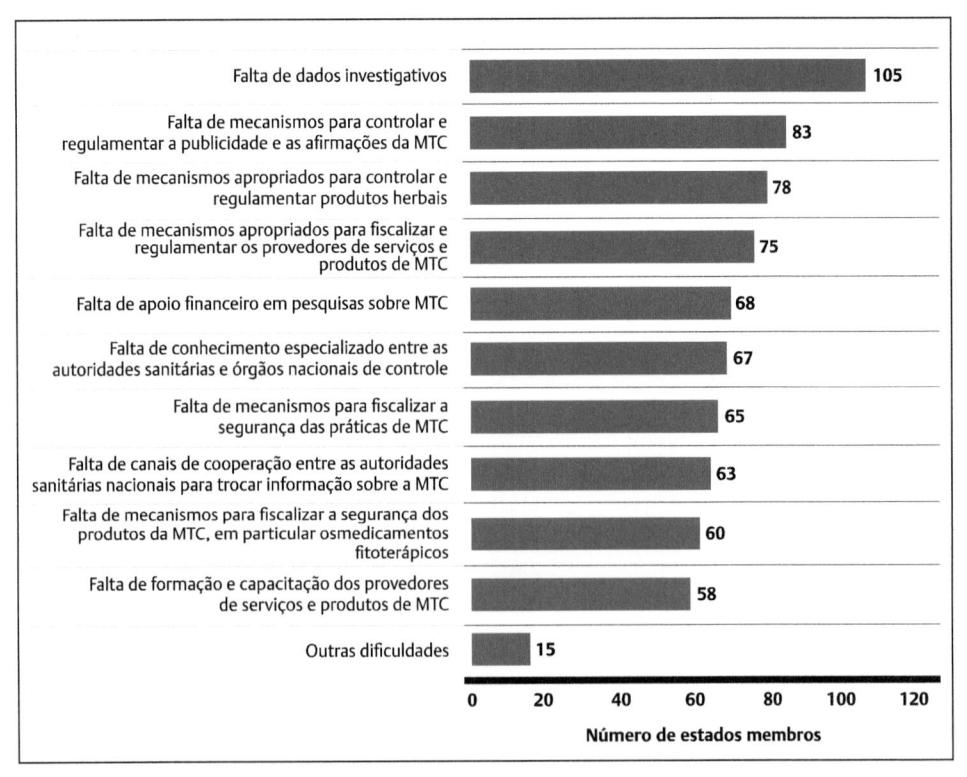

**Fig. 12-1.** Dificuldades que afrontam os estados membros no que concerne a questões normativas relacionadas com a prática da medicina tradicional e complementar.[4]

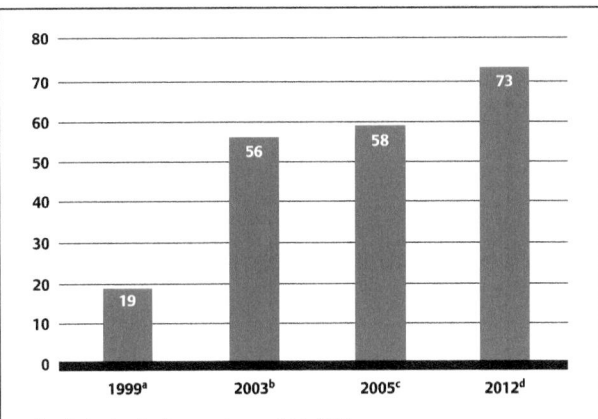

**Fig. 12-2.** Acompanhamento das mudanças nos indicadores do progresso dos países definidos na estratégia da OMS sobre medicina tradicional: número de estados membros que contam com institutos nacionais de pesquisa sobre medicina tradicional/medicina complementar (incluído os dedicados a medicina fitoterápica).[5]

a: Resultados da primeira enquete mundial da OMS.
b: Informação sobre os centros colaboradores da OMS para medicina tradicional.
c: "National policy on traditional medicine and regulation of herbal medicines": informe de uma enquete mundial da OMS.
d: Dados combinados de: Relatório parcial da enquete global da OMS (meados de 2012; com 129 respostas à enquete); Resultados da primeira enquete mundial da OMS (OMS, 2005); e Informação sobre os centros colaboradores da OMS para medicina tradicional.

**Quadro 12-1.** PICS no SUS

| | | |
|---|---|---|
| Apiterapia | Aromoterapia | Arteterapia |
| Ayurveda | Biodança | Bioenergética |
| Constelação Familiar | Cromoterapia | Dança Circular |
| Geoterapia | Hipnoterapia | Homeopatia |
| Imposição de Mãos | Medicina Antroposófica | Medicina Tradicional Chinesa – Acupuntura |
| Meditação | Musicoterapia | Naturopatia |
| Osteopatia | Ozonioterapia | Fitoterapia |
| Quiropraxia | Reflexoterapia | Reiki |
| Shantala | Terapia Comunitária Integrativa | Terapia de Florais |
| Termalismo Social | Ioga | |

Dentro do universo vasto das PICS, neste capítulo, vamos dar enfoque nas práticas da Acupuntura e Auriculoterapia como tratamento auxiliar na área da Fonoaudiologia. Não pretendemos esgotar o tema abordado, mas destacar os benefícios da associação das PICS na clínica fonoaudiológica.

A acupuntura é uma especialidade desenvolvida na China e, de acordo com a nova terminologia da Organização Mundial da Saúde (OMS), é um método de tratamento complementar no ramo da medicina tradicional chinesa com o objetivo de harmonizar o fluxo de energia vital e oferecer ao organismo condições de se autorregular. Essa técnica chegou ao Brasil na década de 1950 e nos anos 1980 foi reconhecida pela Organização Mundial da Saúde (OMS) como método eficaz no tratamento de diversas doenças.

A palavra acupuntura vem de *acus*, agulha, e punctura, picar, daí o **picar com a agulha**. Nos percursos dos Meridianos Chineses existem pontos específicos para o agulhamento, chamados de acupontos. Estudos morfofuncionais dos acupontos mostram que há uma concentração de terminações nervosas sensoriais, em íntima relação com nervos, vasos sanguíneos, tendões, periósteo e cápsulas articulares, além de uma grande concentração de mastócitos.[7]

Segundo Yamamura,[8] inserindo-se uma agulha em um acuponto, são desencadeadas ações fisiológicas em três níveis: energético, humoral e neural. A inserção das agulhas estimula os receptores nociceptivos que liberam neurotransmissores, garantindo, sobretudo, os efeitos analgésicos e anti-inflamatórios, modulando as respostas álgicas, inflamatórias e imunológicas do indivíduo.[9,10]

É relevante elucidar que uma das técnicas mais remotas da acupuntura é a auriculoterapia, que possui como objetivo tratar diversas enfermidades através da utilização de pontos de reação localizados no pavilhão auricular (que é considerado um microssistema representativo do corpo humano). O estímulo realizado através de agulhas ou sementes ocasiona reações bioquímicas no sistema nervoso central (SNC), fazendo com que haja a liberação de substâncias como endorfina e encefalina pelo cérebro, promovendo a regulação energética dentro dos meridianos.[11,12]

Em 1956, apareceu na França, a primeira publicação sobre auriculoterapia. Em dezembro de 1972, foi publicado o primeiro mapa auriculoterápico com mais de 200 pontos. No Brasil, a prática começou por volta dos anos 70, marcando o início da auriculoterapia no Brasil.

Hoje há, basicamente, duas escolas dentro da auriculoterapia. A primeira, a escola francesa, determina o microssistema auricular, uma reflexologia de uma ação neurofisiológica, ou seja, ela é regida pelo sistema parassimpático; quando se pica uma determinada parte da cartilagem auricular, estimula-se, por meio desse ponto, alguma área cerebral, descarregando endorfinas ou morfinas que vão agir no sistema corporal, acionando a liberação de uma dessas substâncias. Ao passo que a linha chinesa da acupuntura auricular tem base nas mesmas tradições da medicina chinesa conhecida pela sigla MTC (Medicina Tradicional Chinesa). No Brasil, são utilizados os dois métodos (Fig. 12-3).[13]

## TIPOS DE TRATAMENTOS REALIZADOS COM AURICULOTERAPIA

Após anamnese e avaliação detalhada, um dos tratamentos mais utilizados é o realizado com agulhas. Estas podem ser de ouro, prata ou de aço inoxidável. É uma intervenção muito eficaz; sendo indicado deixar, no mínimo, de 15 a 20 minutos cada uma das agulhas. Não é necessário ficar estimulando. Basta colocar e deixar.

Temos ainda o tratamento com esferas, menos dolorido e com grande resposta em crianças. As esferas são fixadas com fitas adesivas e estimuladas por pressão digital diariamente. Nesse caso, podem ser de sementes, normalmente sementes de mostarda, esferas de ouro, prata ou aço inoxidável; de acordo com a indicação terapêutica. Para atrair a aceitação do público infantil, hoje já encontramos no mercado modelos de esferas para aplicação adesivadas com temas de personagens.

Outra técnica existente, mas menos utilizada, é a moxabustão. Técnica que consiste em aquecer regiões ou pontos, através de queima de erva medicinal. Uma outra maneira de tratarmos com a auriculoterapia é utilizando aparelhos de estimulação elétrica próprios para acupuntura.

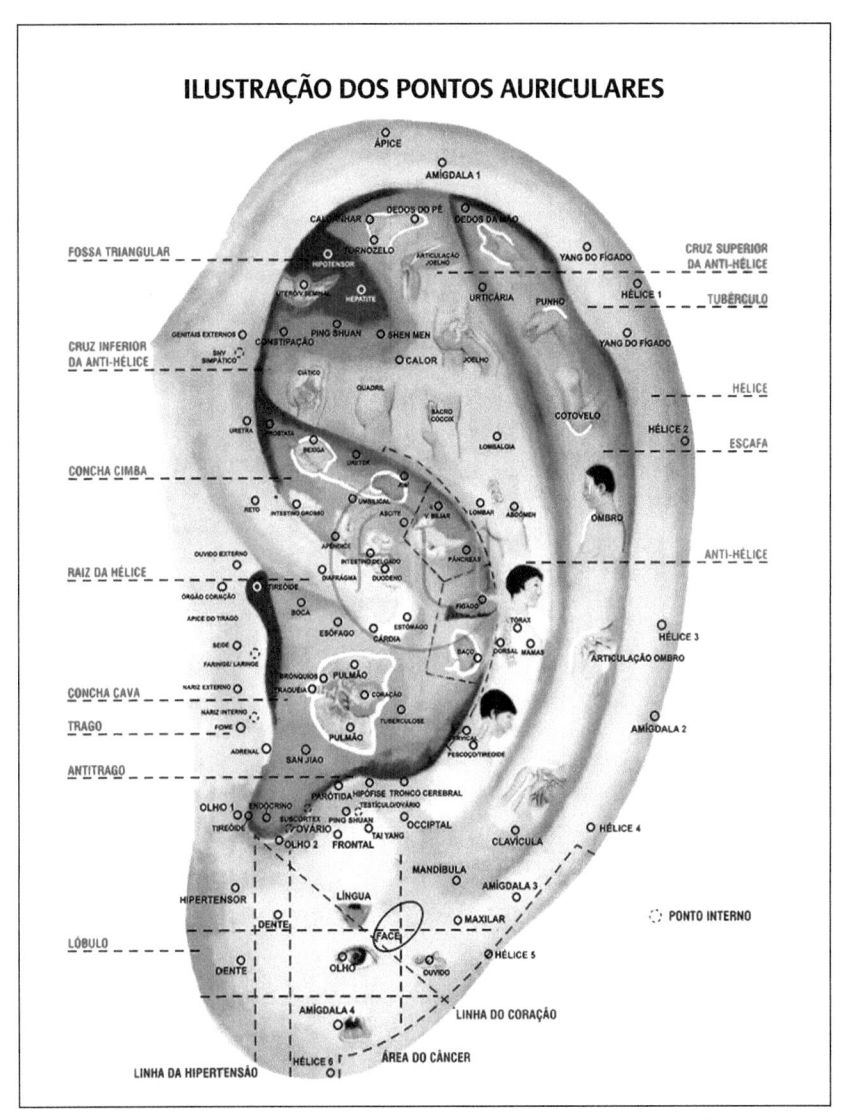

**Fig. 12-3.** Exemplo de mapa auricular com alguns pontos da auriculoterapia (Fonte: Prof. Wagner P. Fonseca).

## Exemplos de Tratamentos em Acupuntura e Auriculoterapia com Enfoque na Área da Fonoaudiologia

A Medicina Tradicional Chinesa valoriza uma análise global do indivíduo, em que as conexões entre órgãos, vísceras, tecidos superficiais e sensoriais podem sofrer desequilíbrios e desarmonias, causando patologias. Essa complexa conexão e interdependência é avaliada através de uma anamnese ampla do paciente, que considera inclusive fatores ambientais, estilo de vida e aspectos psíquicos no impacto da saúde. Por isso, uma mesma patologia pode ter em cada indivíduo uma etiologia distinta, segundo as teorias de Yin-Yang, Cinco Elementos e Meridianos, o que torna essa análise global indispensável. Os exemplos abaixo mostram alguns dos possíveis pontos usados, mas que devem ser incluídos ou adaptados ao que o profissional identificar em sua avaliação como a causa base da disfunção apresentada. Dessa forma, não é objetivo do tópico a seguir padronizar intervenções, mas sim, ampliar o raciocínio clínico sobre a seleção de pontos a serem considerados em cada um dos tratamentos propostos.

### *Disfunção da Articulação Temporomandibular (DTM)*

É um termo que abrange alterações clínicas que envolvem a musculatura mastigatória, a articulação temporomandibular e estruturas associadas, sendo atualmente uma denominação específica para dor musculoesquelética crônica da face. Sua etiologia possui causas multifatoriais, podendo ser originada por associações entre fatores posturais, estruturais e psicológicos.[10,14-17] Na acupuntura, a intenção é proporcionar alívio da dor e relaxamento dos músculos mastigatórios. Essa tensão, quando por questões emocionais, estão associadas ao bruxismo, termo que inclui todas as formas de parafunções involuntárias que envolvem contato dental: ranger de dentes (noturno) e apertamento dental (diurno). Isso faz com que seja importante buscar além dos pontos locais também outros que proporcionem melhora nos níveis de ansiedade e estresse. Os pontos descritos abaixo são referidos na literatura para tratamento de DTM:

- Vicente-Barreto e colaboradores, obtiveram excelentes resultados com os pontos: **VB2** (indicado para artrite temporomandibular), **TA21** (indicado para frêmito/dor na ATM), **TA17** (relaxa músculos e tendões, indicado para artrite na ATM), **E6** (beneficia a mandíbula, dispersa a estase, alivia a dor, acalma a mente) e os pontos distais **IG4** (ponto mestre da face), **E36** (ascende o Qi límpido para cabeça, ponto Mar Inferior dos alimentos), **TA5** (relaxa e fortalece tendões, beneficia a cabeça), **VB34** (relaxa tendões e beneficia articulações);[18]
- Rosted, em revisão sistemática da literatura encontrou evidências para tratamento com acupuntura utilizando os pontos **E6** (beneficia a mandíbula, dispersa a estase, alivia a dor, acalma a mente), **E7** (melhora funções da ATM, alivia espasmos e dor), ID**18** (indicado para desordens da cabeça e pescoço), **VG20** (acalma a mente), **VB20** (relaxa músculos e tendões), **B10** (relaxa músculos e tendões, acalma a mente) e, como ponto distal, o **IG4** (ponto mestre da face);[19]
- Outros pontos podem igualmente ser empregados na terapêutica de tratamento de DTM, tais como, **ID18** (indicado para desordens da cabeça e pescoço), **B60** (dissipa o **Calor** da cabeça, rigidez de pescoço, ombros, costas e braços), **VB3** (libera bloqueios na ATM),[14] **VB2** (indicado para artrite temporomandibular), **TA17** (relaxa músculos e tendões, indicado para artrite na ATM) , **TA21** (indicado para frêmito/dor na ATM), **ID 19** (disfunções de face e dor de dente na região anterior), **E6** (beneficia a mandíbula, dispersa a estase, alivia a dor, acalma a mente), **E7** (melhora funções da ATM, alivia espasmos e dor) que, por suas localizações anatômicas apresentam íntima relação com as estruturas que compõem a ATM.

Os pontos auriculares selecionados levam em consideração a escola chinesa e a aplicação nas zonas de tratamento, conforme a seguir:

- Shenmen, Simpático e Rim (por serem pontos de equilíbrio energético e eficazes para estabilização emocional, sendo fundamentais para tratamento de processos álgicos);

- Os pontos da ATM, Área da Face, Maxilar Superior são utilizados para efeitos específicos fisiológicos locais;
- O ponto do Estômago para auxiliar na saúde periodontal;
- O Relaxamento Muscular é utilizado para tratar dor, estiramentos, contraturas, fadigas e outros padrões musculares e articulares.

## *Transtorno do Déficit de Atenção com Hiperatividade (TDAH)*

O TDAH é considerado um transtorno de neurodesenvolvimento, condição neurológica que aparece precocemente na infância, geralmente antes da idade escolar, e prejudicam o desenvolvimento do funcionamento pessoal, social, acadêmico e/ou profissional. É caracterizado por sintomas de desatenção, inquietude e impulsividade.[20] Os acupontos, estimulados para melhor atenderem ao tratamento da hiperatividade, são estimulados regularmente, durante os primeiros 6 meses de tratamento, para que haja, uma regulação dos meridianos e equilíbrio dos sintomas.[21,22] A irritabilidade, inquietação e dificuldade em manter o foco característicos do TDAH, podem ser causados por fatores patogênicos que levam a plenitude, em especial do **Coração** e do **Fígado**. Duas causas mais comuns são o **Calor** no **Coração** e **Estagnação** do **Fígado**. É preciso, então, de acordo com o raciocínio da MTC, **limpar Calor, circular Xue (Sangue), transformar a mucosidade e remover a estagnação no Fígado**.

Na acupuntura é indicado combinações com os seguintes pontos: **B15** (ponto Shu do Coração), **C7** (acalma a mente e reduz ansiedade, **dissipa Calor e nutre o Sangue do Coração**), B20 (ponto Shu dorsal do Baço), **BP3** (ponto fonte do Baço), **BP6** (estimula Baço e Estômago, transforma a Umidade, nutre o Sangue e o Yin, acalma a mente), **E36** (tonifica e eleva o Yin e o Yang), **VC12** (ajuda a acalmar o Coração e liberar estresse e tensão), **VG20** (desobstrui cabeça e os órgãos sensoriais, acalma a mente), **B23** (ponto Shu dorsal do Rim), **R3** (nutre o Yin para reduzir Calor patogênico), **R10** (tonifica o Yin Qi e limpa o Calor do Sangue), **C6** (esfria o Sangue, nutre o Yin do Coração e acalma a mente), **F2** (dissipa Calor e circula o Qi do Fígado), **F3** (circula o Qi do Fígado e dispersa a estase, nutre o Yin e o Sangue, esfria o Fígado), **B18** (ponto Shu dorsal do Fígado), **B19** (ponto Shu dorsal da Vesícula Biliar), **VB34** (regula o Qi, dissipa a estagnação, regula a Vesícula Biliar e Fígado), **PC7** (ponto fonte do Coração), **VB44** (faz limpeza de Fígado e Vesícula Biliar, dispersa Yang excessivo do Fígado, acalma a mente), **E40** (resolve a fleuma transforma a umidade, acalma e desobstrui a mente), **PC6** (harmoniza e tonifica o Qi e o Sangue do Coração, acalma a mente), **E25** (elimina Umidade e Calor), **VC14** (ponto de alarme do Coração), **VC17** (acalma e equilibra a mente), **C5** (regula e tonifica o Qi do Coração, acalma a mente), **VB15** (dissipa plenitude, regula o Qi e o Sangue), **PC9** (elimina Calor, tônico do Coração), **PC8** (acalma a mente, dissipa Calor, descende a rebelião do Qi).

A indicação de auriculoterapia para o TDAH envolve prioritariamente os seguintes pontos:

- *Shenmen*: regula a excitação e a inibição do córtex cerebral, usado para transtornos neuropsiquiátricos;
- *Rim*: pode ser empregado em alterações do sistema nervoso, é um ponto importante para todo o organismo;
- *Fígado*: assegura boa assimilação sanguínea e influi nas fibras nervosas;
- *Coração*: regula emoções;
- *Estômago*: atua na região frontal, agindo nas alterações do sistema nervoso, e ponto da ansiedade.

## Respiração Oral

A respiração oral é uma alteração funcional caracterizada pelo uso da cavidade oral predominantemente na respiração e o desuso da cavidade nasal. Pode ser consequência de um hábito ou obstrução nasal ocasionada por congestão da mucosa nasal e deformidades anatômicas das fossas nasais, podendo ser uma condição multifatorial.[23-26]

Na acupuntura podemos usar os pontos locais: **IG20** (beneficia nariz), **E2** (descongestiona seios da face), **E3** (abre o nariz), **B2** (alivia dor e tensão na região). Pontos l complementares e adjacentes **B12** (regula o Qi do Pulmão), **IG4** (ponto distal para desordens da face), **P7** (abre o nariz), **Yintang** (trata desordens de nariz e seios da face), **VG25** (dissipa Vento, Calor e estase da face), **VG24** (desobstrui face e beneficia nariz), **VG22** (desobstrui a cabeça e os órgãos sensoriais), **VG23** (indicado para congestão nasal, reduz inchaço, desobstrui cabeça e face), **Bitong** (desobistrui o nariz). No caso de Rinites alérgicas, obstrução nasal, e nasossinusites ainda aplicar a associação de **IG4** (ponto mestre da face), **IG11** (trata congestão nasal, dissipa Calor e Calor-Umidade), **IG20** (beneficia nariz) e vaso maravilhoso **{R6 – P7}** (Vaso Maravilhoso metabólico).

Quando ocasionada por afecções alérgicas, pode ser tratada pelos seguintes pontos da Auriculoterapia: **Shenmen** (age como anti-inflamatório, eficaz contra tosse, asma e bronquite), **Amígdalas** (utilizado no tratamento de amigdalite, disfonia e transtornos laringofaríngeos) **Ponto da asma**, **do pulmão** (relacionado ao aparelho respiratório, melhora a oxigenação sanguínea, tosse, asma, edema pulmonar e gripe) **do nariz interno e externo, seios paranasais** (infecção e congestão nasal, sinusite e gripe), **rim** (rinites) e o ponto da respiração e brônquios (asma, bronquite).

## Vertigem

Tontura é uma sensação de perturbação do equilíbrio postural, que pode ser definida como ilusão ou alucinação de movimento e sensação de desorientação espacial de tipo rotatório (vertigem) ou não rotatório, como instabilidade do olhar ou desequilíbrio postural.[27]

Na acupuntura, para pontos de abordagem geral considerar **VB8** (beneficia o ouvido), **VB20** (faz descer subida excessiva do Yang e clareia órgãos do sentido), **E36** (fortalece o Qi do corpo), **R3** (nutre o Yin e tonifica o Qi do R), **PC6** (reduz náusea e vômito), **TA17** (melhora visão e beneficia ouvido e descende o Yang da cabeça) e **{TA5 – VB41}** (Vaso Maravilhoso sensorial).

- Quando por origens na Hiperatividade do Yang do Fígado: **F3** (atua na cabeça, elimina Fogo do Fígado, harmoniza e tonifica o Qi do Fígado), **VG20** (descende Yang excessivo), **R3** (nutre o Yin), **BP6** (nutre o Yin);
- Quando por deficiência de Qi e Xue: **VC6** (ponto mar do Qi), **E36** (ponto mar dos alimentos), **IG4** (tonifica o Qi), **BP10** (ponto Mar do Sangue), **B17** (nutre e revigora o Sangue);
- Quando acúmulo de umidade e mucosidade: E40, BP9, E36, VC17.

Em auriculoterapia, os pontos básicos recomendados são: **Shenmen** (acalma e organiza a mente), ponto do Fígado (assegura boa assimilação sanguínea, influi nas fibras nervosas), **Rim** (ponto relacionado à orelha), **Vesícula Biliar** (o meridiano passa pela orelha interna), **Occipital** (previne tonteira, regula a irrigação cerebral), **Coração** (age no sistema cardiovascular), **Ouvido externo e interno** (pontos locais relacionados ao desequilíbrio) e **Sistema Nervoso Simpático** ( favorece a circulação sanguínea).

## Zumbido

O zumbido (tinido ou tinnitus) é um sintoma otoneurológico que corresponde à percepção de um som não relacionado a uma fonte externa de estimulação. É um sintoma geralmente referido como um chiado, apito, barulho de chuveiro, de cachoeira, de cigarra, de campainha, do escape de panela de pressão, do esvoaçar de insetos, de pulsação de coração ou batimento de asa de borboleta. Pode apresentar-se de forma contínua ou intermitente e varia apresentando-se constante, mono (apenas uma melodia) ou politonal (superposição de melodias, cada qual com uma tonalidade diferente). Localiza-se em um ouvido, em ambos ou pode apresentar-se como se ressoando em toda a cabeça. A intensidade é variável de indivíduo para indivíduo.[28,29]

Os pontos de tratamento geral utilizados na acupuntura são: **E36** (fortalece o Qi do corpo), **BP6** (tonifica o Qi do Rim e a Essência, nutre o Yin e promove o Qi do Fígado), **R3** (nutre o Yin e tonifica o Qi do R), **R7** Consolida Yang do Rim), Yintang (acalma o Shen), **VB43** (dispersa Yang excessivo do Fígado), **TA3** (beneficia Yang do Rim), TA5 (beneficia cabeça e ouvido), **C7** (refresca Calor do Sangue e acalma o Shen), **F3** (atua na cabeça, elimina Fogo do Fígado, harmoniza e tonifica o Qi do Fígado), **IG4** (combinado com **F3** atua expelindo Vento da cabeça, regula a subida e descida do Qi, assentam o Hun, elimina Calor e acalma o Fígado); e os pontos locais foram: **ID19** (harmoniza o Qi da audição), **VB2** (remove obstruções do ouvido e fortalece a audição), **VB8** (beneficia o ouvido) e **TA17** (melhora audição).

- Se o zumbido for de origem em fogo do Fígado e Vesícula Biliar, pode-se dar destaque para os pontos **F2** (dissipa Fogo do Fígado), **VB38** (controla o Yang e o Fogo do Fígado), **VB25** (remove Calor da Vesícula Biliar), **IG11** (dissipa Calor geral e resfria o sangue), **B18** (ponto Shu do Fígado), **B19** (ponto Shu da Vesícula Biliar);
- Se for percebido que há uma deficiência em Rim, destacam-se os pontos **R2** (tonifica o Yang Qi do Rim e a Essência) , **R3** (nutre o Yin e tonifica o Qi do R), **B23** (ponto Shu do Rim), Jing Gong (reforça a Essência), **VC4** (nutre, tonifica e estabiliza o Qi do Rim).

Os pontos principais da auriculoterapia para o tratamento do zumbido consiste no **Ouvido Interno, Ouvido Externo** (pontos locais), **Rim** (ponto relacionado a orelha), **Hélix V** (anti-inflamatório e hipotensor), **Shenmen** (acalma e organiza a mente, ponto do equilíbrio), **Vesícula Biliar** (meridiano relacionado à orelha interna, intervindo no zumbido) e **Bexiga** (meridiano que passa pela região da cabeça).

## Paralisia Facial

A paralisia facial periférica é ocasionada por lesão no núcleo motor ou infranuclear do nervo facial. Dentre as possíveis causas, destacam se: trauma, tumores neurológicos, infecção, assim como a natureza idiopática. A paralisia dos músculos inervados gera ausência de movimentos que comprometem as expressões faciais, a deglutição, a mastigação e fala.[30,31] Na MTC, o vazio de Qi nos canais da face favorecem a invasão de Vento Frio que geram estagnação de Qi e Xue (Sangue) no local e consequentemente levam a má nutrição dos músculos e tendões.

- Na acupuntura, pontos locais como **E4, E5, E6, E7, E8, VB14, VC24, VC26, B2, IG20, Yintang** e **Yuyao** podem ser associados com eletroterapia:
  - *Na fase fláscida*: Onda Burst, Frequência de 2 Hz, Largura do pulso 200 µs, Tempo 3 segundos ON/3 segundos OFF, Tempo total 12 minutos;
  - *Na fase hipertônica*: Onda Contínua, Frequência 100Hz, Largura do pulso 200 µs, Tempo de 25-27 minutos.

Pontos distais utilizados: **IG4** associado a **F3** (para circulação geral de Qi), **E36** (fortalece o Qi do corpo), **E44** (dissipar Calor da face, da cabeça e dissipar Vento), **BP6** (nutre o Sangue e circulação geral de Qi), **TA5** e **TA17** (se dor no ouvido e sensibilidade no mastoide), **VB34** (ponto de influência dos músculos e tendões), **VB41** (distúrbios na hemiface), {**ID3 – B62**} (abrir Vaso Maravilhoso Motor – Vaso Governador). Na fase inicial, pode-se dar enfoque aos pontos **VB20, TA17, B10, VG15** e **B12** com intuito de eliminar o Vento agressor.

A auriculoterapia deve começar pelo lado paralisado. Os pontos principais são: Área da Face (ponto local), **Maxila** e **Mandíbula** (ponto local e analgésico), **Shenmen** (regula a excitação e inibição do córtex cerebral, ponto do equilíbrio) e **Subcórtex** (anti-inflamatório).

## Acidente Vascular Encefálico (AVE)

O acidente vascular encefálico é um importante distúrbio circulatório, que apresenta como principal manifestação a hemiplegia, trazendo consigo também espasticidade, desalinhamento corporal, distúrbios no equilíbrio, perda de força muscular, e, por consequência, diminuição na autonomia e qualidade de vida.[32] Pode ser originada, dentro da visão da MTC, por Golpe de Vento causado ou por Deficiência de Yin do Rim, que leva à deficiência de Yin do Fígado, causando um descontrole e ascensão do Yang do Fígado, ou por Fogo no Coração, Fogo no Fígado, Hiperatividade de Yang do Fígado ou até deficiências no Baço-Pâncreas e Estômago. levando ao acúmulo de Umidade.

Cyro Campagnola, em seu livro, sugere aplicar no lado acometido os pontos: **IG15** (dissipa Vento e Umidade patogênicos e promove circulação de Qi), **IG11** (dissipar Calor, Umidade e descender Yang), **Baxie** (dissipa Calor), **E31** (dissipa estase de Qi e Xue em todo membro inferior, dispersa Vento e Umidade), **E36** (estimula substâncias vitais: Sangue, Qi, Fluidos, Yin e Yang. Transforma Umidade e Umidade-Calor) e bilateral os pontos **BP6** (nutre o Sangue e circulação geral de Qi), **F3** (elimina Fogo do Fígado, harmoniza e tonifica o Qi do Fígado, domina o Yang do Fígado e extingue o Vento) e **BP10** (ponto Mar do Sangue, dispersa Umidade e resfria o Sangue).[33]

Para estimular a área da linguagem:

- VC623-VG15;
- PC6-C5.

Em casos de AVE por ascensão repentina do Yang do Fígado levando à aneurisma, embolia, hemiplegia súbita, afasia, alteração de motricidade orofacial e desvio de comissura labial, usar a associação de pontos: **VG26** (dissipa Vento, Calor, Fleuma e promove a circulação de Sangue), **BP6** (fortalece o Yin do Fígado, Rim e Baço), **C1** (dissipa calor e regula o Qi do Coração), **IG11** (dissipar Calor, Umidade e descender Yang), **TA5** (dissipar Vento, Calor e estagnação de Qi do Fígado), **VB30** (dissipa o Vento, o Frio e a Umidade, regula o Qi e o Sangue), **VB34** (regula o Qi, dissipa a estagnação, beneficia tendões, regula a Vesícula Biliar e o Fígado), **VC23** (resolve Fleuma e dissipa o Calor, descende a rebelião do Qi).

Os pontos de auriculoterapia indicados para tratamento de sequela no AVE são: **Occipital** (regula a irrigação cerebral, hipotensor), área correspondente à região afetada, **Shenmen** (acalma e organiza a mente, indicado no tratamento da hipertensão arterial), **Sistema Nervoso Simpático** (regula o sistema circulatório), **Supra Renal** (é dilatador e vasoconstritor, estabiliza a pressão sanguínea) e **Olho** (ponto local).

## CONSIDERAÇÕES FINAIS
A aplicação das PICs pode enriquecer a intervenção, promovendo bem-estar e melhor prognóstico ao paciente. Sendo importante ressaltar a necessidade dos profissionais fonoaudiólogos em associar os benefícios das práticas integrativas à abordagem fonoaudiológica, bem como contribuir com a produção de conhecimento nessa área pouco explorada.

## REFERÊNCIAS BIBLIOGRÁFICAS
1. Organização Mundial da Saúde. Estrategia de la OMS sobre medicina tradicional. 2014-2023.
2. Organização Mundial da Saúde. 56ª Asamblea Mundial de la Salud. Punto 14.10 del orden del dia provisional. A56/18. 2003.
3. Organização Mundial da Saúde. Acupuncture: Review and Analysis of Reports on Controlled Clinical Trials. 2002.
4. Organização Mundial da Saúde – OMS. Medicina Tradicional (MT). Conselho Ciência & Saúde Coletiva. Rio de Janeiro. 2012;11(3):850-850.
5. Organização Mundial da Saúde. National policy on traditional medicine and regulation of herbal medicines: informe de uma enquete mundial da OMS. Ginebra, World Health Organization. 2005.
6. Ministério da Saúde. Práticas integrativas e complementares: quais são e para que servem. 2020.
7. Scognamillo-Szabó MVR, Bechara GH. Acupuntura: bases científicas e aplicações. Ciência Rural Santa Maria. 2001;31(6):1091-1099.
8. Yamamura Y. Acupuntura tradicional – a arte de inserir. 2. ed. São Paulo: Editora Roca. 2001:XLIII-XLIX.
9. Boleta-Ceranto DCF, Alves T, Alende FL. O efeito da acupuntura no controle da dor na odontologia. Arq Ciênc Saúde Unipar. 2008;12(2):143-8.
10. Meirelles, MPMR, Gonçalo CDS, Sousa MDLR. Manejo da dor orofacial através do tratamento com acupuntura: relato de um caso. Rev Odontol UNESP, Araraquara. 2009;38(6):379-82.
11. Araújo APS, Zampar R, Pinto SME. Auriculoterapia no tratamento de indivíduos acometidos por distúrbios osteomusculares relacionados ao trabalho (DORT) /Lesões por esforços repetitivos (LER). Arquivos de Ciências da Saúde UNIPAR, Umuarama. 2006;10(1):35-42.
12. Penã HZ, Vidal AF. Auriculoterapia Y Fitoterapia em los transtornos generalizados de ansiedad. Revista do hospital psiquiátrico de La Habana, Habana. 2008;5(1).
13. Dal Mas, Walter Douglas. Auriculoterapia auriculomedicina na doutrina brasileira. Roca. 2004.
14. Branco CA, Fonseca RB, Oliveira TRC, et al. Acupuncture as a complementary treatment option to temporomandibular dysfunction: review of the literature. Rev Odontol UNESP. 2005;34:11-6.
15. Oliveira W. Disfunção temporomandibular, São Paulo: Artes Médicas. 2002.
16. Queiroz K, et al. Manual de Ortodontia e DTM: Ciência e Mitos, Ribeirão Preto, São Paulo: Livraria e Editora Tota. 2009.
17. Souza LM. A utilização da acupuntura no tratamento de disfunção da articulação temporomandibular: sugestão para um protocolo clínico. Acta de Ciências e Saúde. 2016;02 (5).
18. Vicente-Barrero M, Yu-Lu S L, Zhang B, et al. The efficacy of acupuncture and decompression splints in the treatment of temporomandibular joint pain-dysfunction syndrome. Med Oral Patolo Oral Cir Bucal. 2012.
19. Rosted P. Practical recomendationa for the use of acupuncture in treatment of temporomandibular disorders based on the outcome of published controlled studies. Oral diseases. 2001;7:109-15.
20. Froehlich TE, Lanphear BP, Epstein JN, et al. Prevalence, recognition, and treatment of attention-deficit/hyperactivity disorder in a national sample of us children. Arch pediatr adolesc med. 2007;161(9):857-864.
21. Rohde LA, Barbosa G, et al. Transtorno de déficit de atenção/hiperatividade. Revista Brasileira de Psiquiatria. Rev. Bras. Psiquiatr. São Paulo. 2000;22(2).

22. Silva ACD. Uso da Acupuntura em crianças com sintomas de hiperatividade, impulsividade e/ou desatenção: uma alternativa para a despatologização da infância. Universidade Federal de Uberlândia; 2018.
23. Andrade LP, Majolo MS. A influência da respiração bucal no crescimento facial. Rev Goian Ortod. 2000;5:34-45.
24. Branco A, Ferrari G F, Weber S A T. Alterações orofaciais em doenças alérgicas de vias aéreas. Rev Paul Pediatr. 2007;25(3):266-70.
25. Lemos CM, Wilhelmsen NSW, Mion OG, Mello JJF. Alterações funcionais do sistema estomatognático em pacientes com rinite alérgica: estudo caso-controle. Rev Bras Otorrinolaringol. 2009;75(2):268-74.
26. Tessitore A. Alterações oromiofuncionais em respiradores orais. In: Ferreira LP, Befi-Lopes DM, Limongi SCO, organizadores. Tratado de Fonoaudiologia. São Paulo: Roca; 2004:261-76.
27. Holmes S, Padgham ND. A review of the burden of vertigo. J Clin Nurs. 2011;20(19-20):2690-701.
28. Person OC, Féres MCLC, Barcelos CEM, et al. Tinnitus: etiological and phatophysiological aspects and description of an investigation protocol. Arq Med ABC. 2005;30(2):111-8.
29. Pinheiro PD. Análise dos efeitos de tratamento com acupuntura segundo medicina tradicional chinesa em caso de zumbido no ouvido: um estudo de caso. RiUni. 2011.
30. Mory MR, et al. Mastigação, deglutição e suas adaptações na paralisia facial periférica. Rev CEFAC São Paulo. 2011.
31. Tessitore A, et. al. Aspectos neurofisiológicos da musculatura facial visando a reabilitação na paralisia facial. Revista CEFAC. 2008;10(1):68-75.
32. Piassaroli CAP, Almeida GC, Luvizotto JC, Suzan ABBM. Modelos de reabilitação fisioterápica em pacientes adultos com sequelas de AVC isquêmico. Rev Neurocienc. 2012;20:128-37.
33. Campagnola C. Acupuntura: Tratamentos para 284 patologias. Ed. Kindle. 2013.

# ÍNDICE REMISSIVO

Entradas acompanhadas por um *f* em itálico ou **q** em negrito indicam figuras e quadros, respectivamente.

## A

Abordagem
  Metaphon, 4
Acidente vascular encefálico (AVE), 110
  definição, 110
  pontos de auriculoterapia indicados, 110
Acupuntura
  na fonoaudiologia, *106f*
Afasia
  intervenção fonoaudiológica na, 31
    anomia na, 34
    avaliação, 32
    breve introdução, 31
    características, 37
    classificação, 34
      sintomas associados, 34
    definição, 32
    diagnósticos, 36
      identificação dos, 36
    etiologia, 36
    parafasias, 34
    reabilitação, 36
Agramatismo, 35
  definição, 35
  presença, 35
Aleitamento materno
  taxas de, 55
Alfabetização
  processo de, 12
Alterações morfêmicas, 38
Amamentação
  e fonoaudiologia, 49
    avaliação adequada da puérpera do bebê, 49
    identificação de hábitos orais, 49
    orientações, 49
    postura na, 54
      posicionamento adequado, 54
Anatomia
  do sistema vestibular, 76
Apraxia
  de fala na infância
    modelo multissensorial para tratamento, 23
      aprendizagem, 24
      avaliação, 24
      características, 23
      definição, 23
      diagnóstico, 23
      introdução, 23
      qualidades, 24
      tratamento, 25
        abordagens motoras, 25
        exemplos de, 26
Aprendizagem
  transtornos de, 7
  intervenção dos, 7
Aquisição fonológica, 1
Articulação temporomandibular
  distúrbios da, 41
ASHA, 4
Aspiração
  laringotraqueal, 70
Atenção primária de saúde, 17
Auriculoterapia
  tratamentos com, 104
Ausculta
  cervical, 68
    para diagnóstico de disfagia, 68
    realizado com estetoscópio, 68
    valor preditivo, 68

## B

Baixa produção láctea, 52
   definição, 52
   hipogalactia, 52
   suplementação, 52
   tratamento, 52
Berg
   escala de equilíbrio de, 87
Broca
   área de, 32
Busca
   reflexo de, 54

## C

Candidíase
   mamária, 51
      definição, 51
      fatores predisponentes, 51
      manifestações, 51
      medidas preventivas, 51
      terapia fotodinâmica, 51
      tratamento, 51
         uso de corante azul de metileno, 51
Circunlóquios, 35
   características, 35
Clínica
   fonoaudiológica, 58
      eletroterapia na, 58
   vocal, 58
Compensação, 68
   estratégia de, 68
   mecanismo de, 77
Condutas terapêuticas
   *checklist*, 15
Consciência fonológica, 2
Consciência metaliguística, 3
Consistência e volume
   adaptação de, 69
Contrações musculares
   tipos de, 44
      isométrica, 44
      isotônica, 44
Corrente(s)
   FES, 58
      definição, 58
      indicações, 58
   TENS, 57
   terapêuticas, 57
      fundamentos básicos, 57
COVID-19, 71
   pandemia, 71
      comorbidades, 71
      fonoaudiologia na, 72
      incidência, 71
      mortalidade, 71
      sintomas, 71
      taxa de transmissão, 71
      tratamento, 71
Cuidados paliativos (CP), 93
   contribuição da fonoaudiologia, 93
   comunicação como pilar, 96
      desafios, 96, 98
   introdução, 93
   papel da, 94
   plano singularizado
      e as questões de alimentação, 96

## D

Decodificadores, 11
   dificuldades dos, 12
Deglutição
   manobra de indução da, 69
   videoendoscopia, 67
   videoglutograma da, 67
Desordens
   vestibulares, 88
*Detraining*, 42
   adaptações do, 42
Diadocinesia, 80
Disfagia
   definição, 65
   eletroterapia
      no tratamento da, 59
   neurogênica, 65
      avaliação e reabilitação, 65
         avaliação objetiva/instrumental, 67
         EAT-10, 67
         introdução, 65
         reabilitação, 68
            adaptação de utensílios, 69
            ajustes compensatórios, 68
            compensação, 68
            postura corporal, 69
            ritmo de oferta, 69
         SWAL-QOL13, 67
         triagem, 66
   orofaríngea, 65
Disfunção da articulação temporomandibular (DTM), 106
   acupuntura na, 106
Disartria, 23
   definição, 23
   sintomas, 23
Dislexia, 7
   discalculia, 7
      TDAH, 7
         abordagem multidisciplinar, 7

Distúrbios
  dos sons da fala, 2
    causa estrutural, 2
      anomalias craniofaciais, 2
    causa sensorial, 2
      perda auditiva, 2
    de origem orgânica, 2
      causa neurológica, 2
Domínios analisados
  nas avaliações de cada especialidade, **9q**
    fonoaudiológica, **9q**
    neuropsicológica, **9q**
    psicopedagógica, **9q**
Doppler
  sonar, 67

# E

EAT-10, 67
  definição, 67
  questionário, 67
Ecolalia
  características, 36
Edema de Reinke, 62
Educação infantil
  sons da fala na, 2
    produção dos, 2
Eletroestimulação
  e fotobiomodulação
    aplicações da, 57
      laserterapia na prática clínica
        fonoaudiológica, 57
          corrente FES, 58
          corrente TENS, 57
          correntes terapêuticas, 57
            fundamentos básicos da corrente
              elétrica, 57
          eletroterapia na clínica
            fonoaudiológica, 58
            clínica vocal, 58
          laserterapia, 60
            fotobiomodulação, 61
            na clínica fonoaudiológica, 61
  disfagia, 62
  voz clínica e/ou profissional, 62
        modos e parâmetros da TENS, 58
        no tratamento da disfagia e
          motricidade orofacial, 59
Equilibriometria, 79
Escala
  de atividade de vida diária
    e desordens vestibulares, 88
  de eficácia de quedas, 88
    objetivo, 88

  de equilíbrio de Berg, 87
    objetivo, 87
  visual
    analógica (EVA), 87, *87f*
      definição, 87
      indicação, 87
Estimulação elétrica
  neuromuscular (EENM), 71
    uso, 71
Estimulação tátil térmica
  gustativa (ETTG), 68
  sabor, 69
Exercícios
  de Cawthorne e Cooksey, **82q**
  de fortalecimento de
    lábios, língua, bochechas, pregas vocais e
      músculos supra-hióideos, 71
  utilizados na reabilitação v
    estibular, **82q-83q**
*Expiratory Muscle Strenght
Training* (EMST), 45

# F

Fadiga
  muscular, 44
    definição, 44
    relação com, 44
Fala
  apraxia na infância, 23
    modelo multissensorial
      para tratamento, 23
    desordens dos sons, 23
    distúrbios motores, 23
  distúrbios dos sons da, 2
    de origem funcional, 2
Fissura
  mamilar, 50
    amamentação com técnica
      adequada, 51
    causa, 50
    corrigir o problema, 51
    fotobiomodulação, 51
    prevenção, 51
Fluência
  falhas de, 11
Fonema(s)
  emprego adequado dos, 1, 2
  valor significativo do, 3
Fonoaudiologia
  contribuição
    nos cuidados paliativos, 94
  e amamentação, 49
    avaliação da díade mãe/bebê, 54

pega, 55
postura na amamentação, 54
avaliação de recém-nascido, 52
    das funções orofaciais, 54
    estado comportamental, 53
    frênulo lingual, 53
    padrão motor e
        reflexos motores globais, 52
    sucção não nutritiva, 54
introdução, 49
principais dificuldades relacionadas à puérpera
e seu manejo, 50
    baixa produção láctea, 52
    candidíase mamária, 51
    fissura mamilar, 50
    ingurgitamento mamário, 50
    mamilos invertidos/planos, 50
    mastite, 51

Força
  conceito de, 43
    alterações, 43
  melhora da, 43
  muscular expiratória
    treino (EMST), 71
Fotobiomodulação
  aplicações da, 57, 61
Fournier, 80
Frênulo lingual, 53
  alterações, 53
  protocolo de avaliação, 54
  variações anatômicas, 53
Funções orofaciais, 54
  avaliação das, 54

# G
GUSS
  protocolo, 66
    etapas do, 66

# H
*Head Shaking Induced Nystagmus*
  teste de, 80

# I
Infância
  apraxia de fala na, 23
Ingurgitamento mamário, 50
  definição, 50
  fatores de risco, 50
  manejo clínico, 50
  tratamento, 50

bandagem elástica, 50
massagem da aréola, 50
uso do *laser*, 50
Instrumento
  para identificação precoce de atraso na linguagem
    na atenção primária de saúde, 17
      introdução, 17
      triagem multiprofissional, **19q**
Intervenção, 3
  análise clínica, 10
  anamnese, 8
  avaliação, 10
  características individuais, 10
  diagnóstico diferencial, 7
  equipe multidisciplinar, 13
    abordagem, 14
      intervenção fonoaudiológica, 10
  fatores hereditários, 7
  fonoaudiológica
    na afasia, 31
      avaliação, 32
      classificação, 34
      definição, 32
      introdução, 31
      reabilitação, 36
  nos transtornos do neurodesenvolvimento, 7
    dislexia, discalculia e TDAH, 7
      abordagem multidisciplinar, 7
        definições e critérios diagnósticos, 7
  fluxograma motivacional, *10f*
    introdução, 7
    princípios básicos, 10
  prioridades terapêuticas, 8
    intersecções terapêuticas, 13
  processos envolvidos na, 1
    abordagens tradicionais de, 3
    estratégias terapêuticas, 3, 4
    métodos de, 3
    planejamento, 3
    processamento auditivo, 3
    reorganização do sistema fonológico, 3
  referências de diagnóstico, 7
    intersecções disciplinares nas avaliações, 8
  valorização do indivíduo, 10
Inventário
  fonético, 3
    da língua, 1
      restrito, 2
    silábico, 4
*Iowa Oral Performance Instrument* (IOPI), 45

# ÍNDICE REMISSIVO

## L
Labirinto
  membranáceo, 76
    composição, 76
    localização, 76
  ósseo, 76
    posterior, 76
      composição, 76
      comprimento, 76
Laserterapia
  definição, 60
*Lee Silverman Voice Treatment*
  método de, 71
    para reabilitação oral, 71
Língua
  exercícios de, 45, 71
  inventário fonético da, 1
Linguagem
  alterações de, 31
  atraso da
    instrumento para identificação precoce de
      na atenção primária de saúde, 17
        acompanhamento terapêutico, 17
        avaliação fonoaudiológica, 17
        componentes, 17
        desenvolvimento, 18
        diagnóstico, 18
        distúrbios, 17
          fatores de risco, 25
        instrumentalização
          dos profissionais, 18
          aplicação de questionários, 18
        significado, 17
        sinais de alerta, 18
        triagem multiprofissional, **19q-20q**

## M
Mamilos invertidos/planos, 50
  diferentes posições, 50
  sucção com bomba manual, 50
  uso da seringa invertida, 50
  utilização de protetores de mamilo, 50
Manobras de limpeza faríngea, 70
  tipos, 70
Manobras posturais
  de cabeça, 70
Manual de rastreamento, 66
Manual diagnóstico e estatísco de
  transtornos mentais, 7
Marcador ortográfico SOS dislexia, 12
  ilustração do, *13f*
Mastite, 51
  definição, 51
  fator, 52
  ocorrência, 51
  sintomas, 52
  tratamento, 52
Memória
  operacional
    fonológica, 2
Metaphon
  abordagem, 4
Método *Lee Silverman voice treatment*, 46, 71
Método MultiGestos, 26, *26f*
Modelo de ciclos modificados, 4
Motricidade orofacial
  eletroterapia na, 59
  tratamento em, 41
    prescrição de exercícios
      conforme os princípios do treinamento
        muscular, 41
        introdução, 41
        principais conceitos e princípios, 43
          contrações musculares, 44
          especificidade, 45
          fadiga, 44
          força, 43
          transferência, 46

## N
Neologismos, 35
  emissão de, 38
  presença, 35

## O
Ortografia
  dificuldades de, 12
  ensino formal da, 12
Ordem
  de aquisição fonológica, 3
Oximetria, 67
  definição, 67
  medida de saturação capilar periférica, 67

## P
Parafasias
  fonêmicas, 38
Paralisia facial, 62, 109
Pega
  correta, 55
  inadequada, 55
Perseverações, 35
Postura
  corporal, 69
Práticas integrativas
  e complementares em saúde (PICS), 101

acupuntura, 103
auriculoterapia, 104
   tratamentos realizados com, 104
      enfoque na área de fonoaudiologia, 106
   introdução, 101
   no SUS, **103q**
Processos fonológicos
   idiossincráticos, 2
   organizar os, 3

## Q

Questionário
   de handicap
      para tontura, 87

## R

Reabilitação cognitiva, 36
   definição, 36
Reabilitação vestibular, 75, 80
   aspectos importantes, 88
   avaliação do paciente, 78
      avaliação fonoaudiológica, 78
      avaliação médica, 78
   escalas e questionários, 87-88
   introdução, 75
   protocolos de exercícios, 81, 82-83
   realidade virtual e, 89
   sistema vestibular, 75
      fundamentos, 77
         compensação, 77
      na manutenção do equilíbrio
         corporal, 75
         anatomia, 76
            labirinto membranáceo, 76
            labirinto ósseo, 76
         fisiologia do, 76
   uso de manobras, 84
Recém-nascido
   avaliação do, 52
      padrão motor e reflexos
         motores globais, 52
*Reduced Syntax Therapy* (REST), 38
Reinke
   edema de, 62
Ressonância magnética
   funcional, 65
Romberg
   prova de, 79
Romberg-Barré
   prova de, 79

## S

Shaker
   manobra de, 70
   indicação, 70
*Simple vieu of reading*, 11f
Simplificação fonológica
   processos de, 1
      eliminação dos
         idade esperada para, *1f*
Sistema estomatoglossognático, 42
Sistema fonológico, 1
   limitado, 1
   mudança do, 3
   regras do, 2
   reorganização do, 3
Sistema vestibular
   anatomia do, 76
   fisiologia do, 76
   na manutenção
      do equilíbrio corporal, 75
Sociedade Americana de Fonoaudiologia
   (ASHA), 34
Sonar Doppler, 67
   análise acústica do som, 67
   definição, 67
SWAL-QOL13, 67
   composição do, 67
   pontuação, 67

## T

Tarefas de processamento semântico, 38
Taxas de aleitamento materno exclusivo
   (AME), 55
TENS
   modos e parâmetros da, 58
Terapia miofuncional orofacial (TMO), 41
   técnicas e procedimentos da, 41
Terapia nutricional enteral (TNE), 97
*Test timed UP & GO*, 87
   objetivo, 87
Tontura
   questionário de handicap para, 87
      objetivo, 87
      pontuações, 87
      *score*, 87
*Toronto Bedside Swallowing Screening Test*
   (TOR-BSST)
      protocolo, 66
Tosse
   avaliação da, 68
      pico de fluxo de tosse, 68
         medidas para, 68
         valores, 68

Traço semântico
  emissão de, 38
Transtorno de déficit de atenção e hiperatividade (TDAH), **8q**, 107
Transtorno fonológico (TF)
  processos envolvidos na intervenção, 1
    breve revisão teórica, 1
    causa, 2
    crianças com, 2
    definição, 2
    fatores de risco, 2
    história familiar, 2
    intervenção, 3
Transtornos do neurodesenvolvimento
  intervenção fonoaudiológica nos, 7
Treinamento
  muscular
    princípios do, 41
      prescrição de exercícios, 41
        conceito de força, 43
        especificidade, 45
        fadiga, 44
        tipos de contrações musculares, 44
        transferência, 46
Treino
  de força muscular expiratória, 71

## U

Unidades maiores
  sílabas e palavras, 1
Utensílios
  adaptação de, 69
  estratégias, 69
Unterberger, 80

## V

Vertigem posicional paroxística benigna (VPPB), 84, 108
  contraindicações, 84
  definição, 84
  diagnóstico, 84
  manobras de tratamento, 84, **85q-86q**
  sintoma, 84
Via aérea
  manobras de proteção da, 70
Videoendoscopia
  da deglutição, 67
  definição, 67
Videodeglutograma
  da deglutição, 67
  definição, 67
  vantagens, 67

## W

Wernicke
  área de, 31

## X

Xerostomia, 62

## Y

Yale
  protocolo de, 66

## Z

Zumbido, 109
  definição, 109
  origem do, 109
  pontos de tratamento, 109